病院で治らない息苦しさ・
息切れが改善するセルフケア

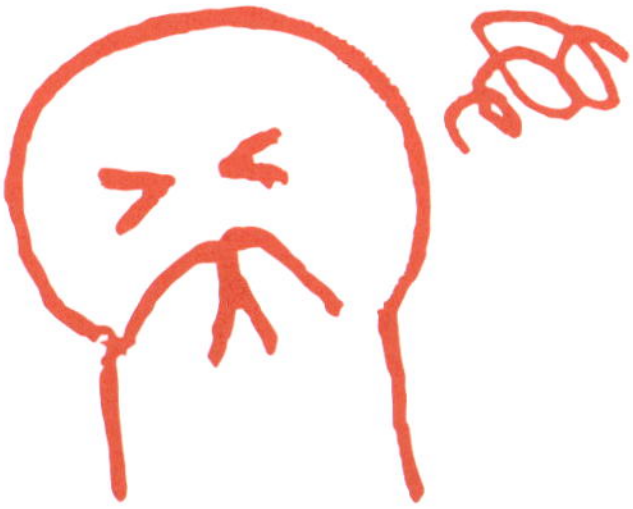

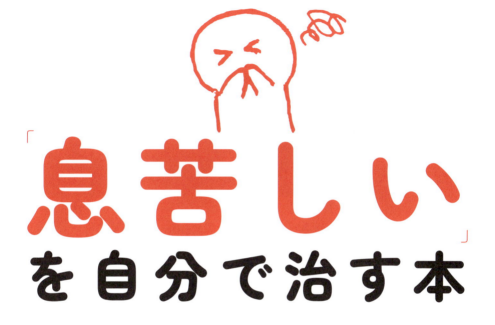

「息苦しい」を自分で治す本

自律神経専門鍼灸師
小塚高文

自由国民社

読む前にやってみましょう

息が苦しい時にやってほしいセルフケア
ニャンニャンストレッチ

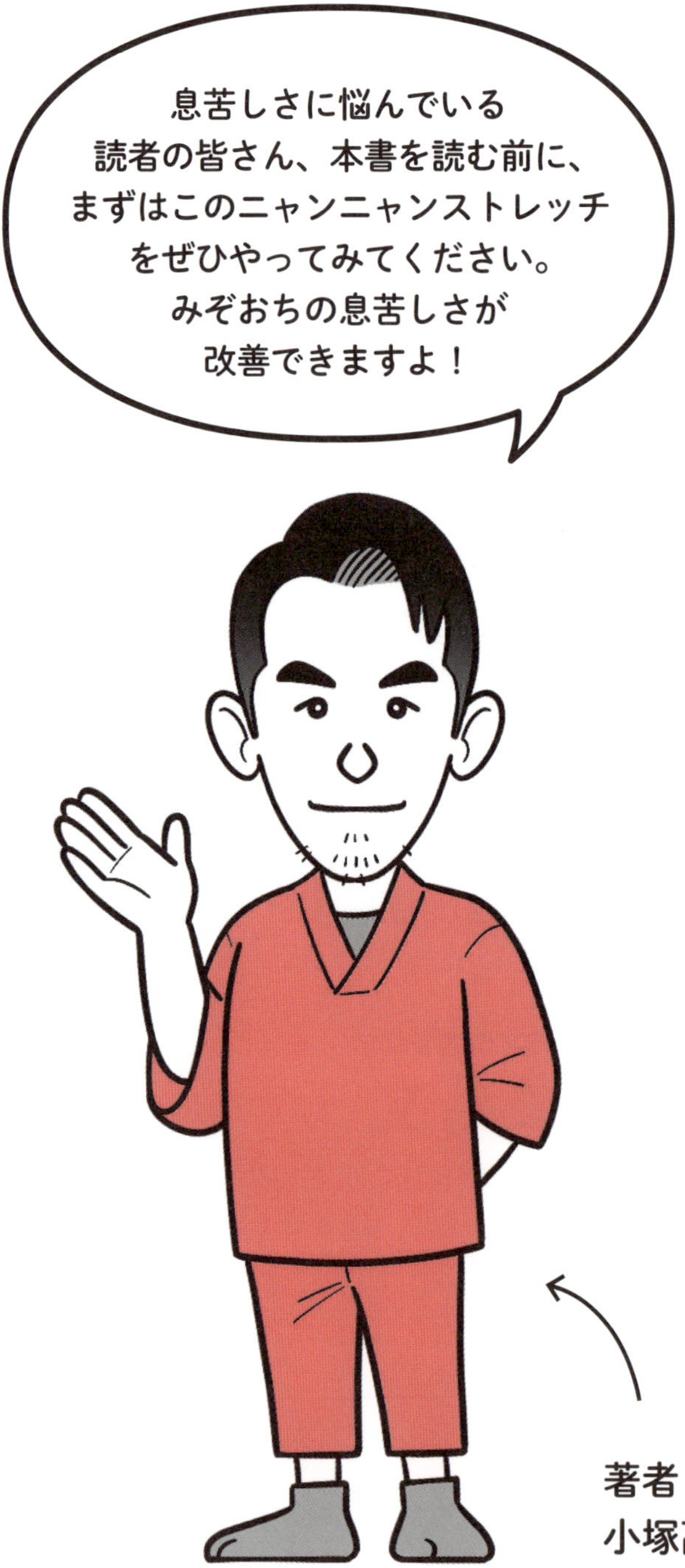
息苦しさに悩んでいる
読者の皆さん、本書を読む前に、
まずはこのニャンニャンストレッチ
をぜひやってみてください。
みぞおちの息苦しさが
改善できますよ！

著者
小塚高文

みぞおちからくる息苦しさを改善するセルフケア

ニャンニャンストレッチ

目的

硬くなったみぞおちの筋肉の緊張をほぐすことで息苦しさを改善する

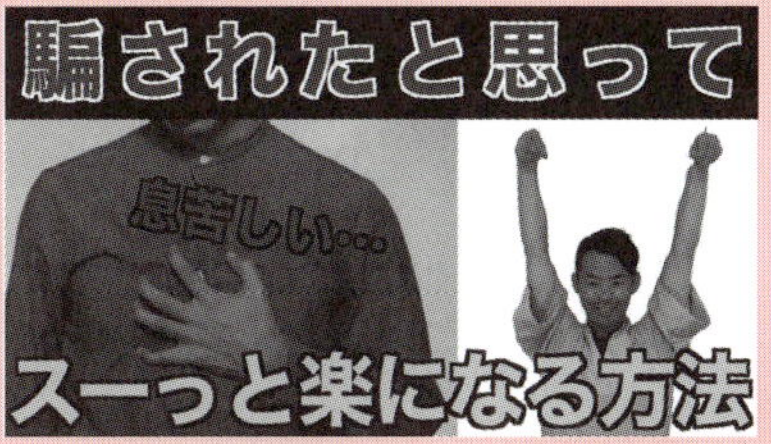
騙されたと思って
息苦しい…
スーっと楽になる方法

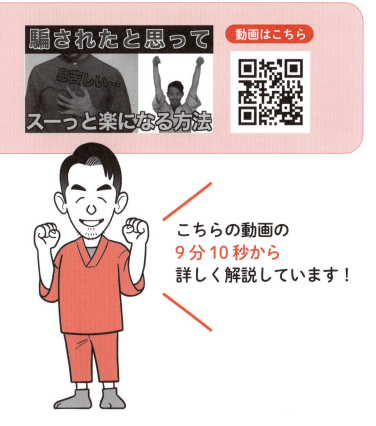

動画はこちら

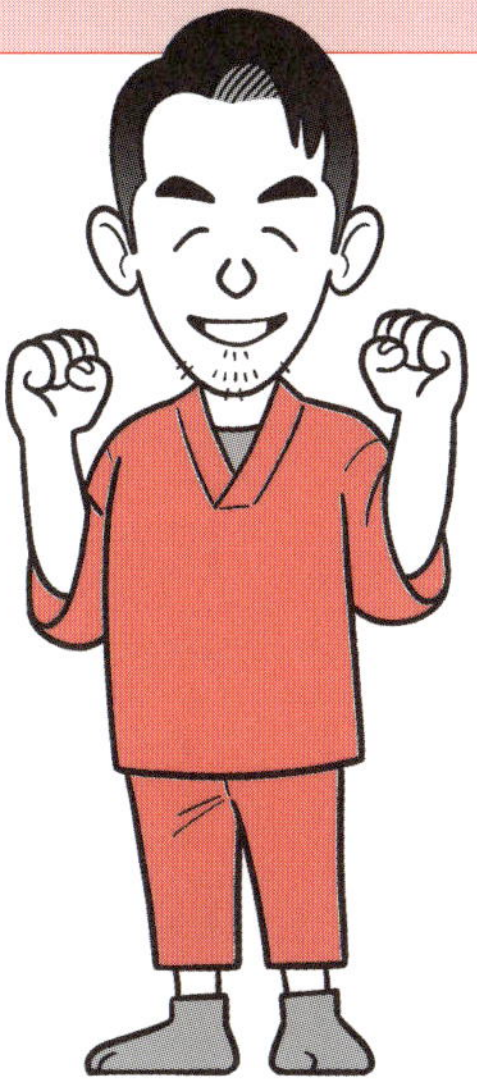

こちらの動画の
9分10秒から
詳しく解説しています！

how to stretch

ニャンニャンストレッチ

手順❶
両方の手でピースを作る

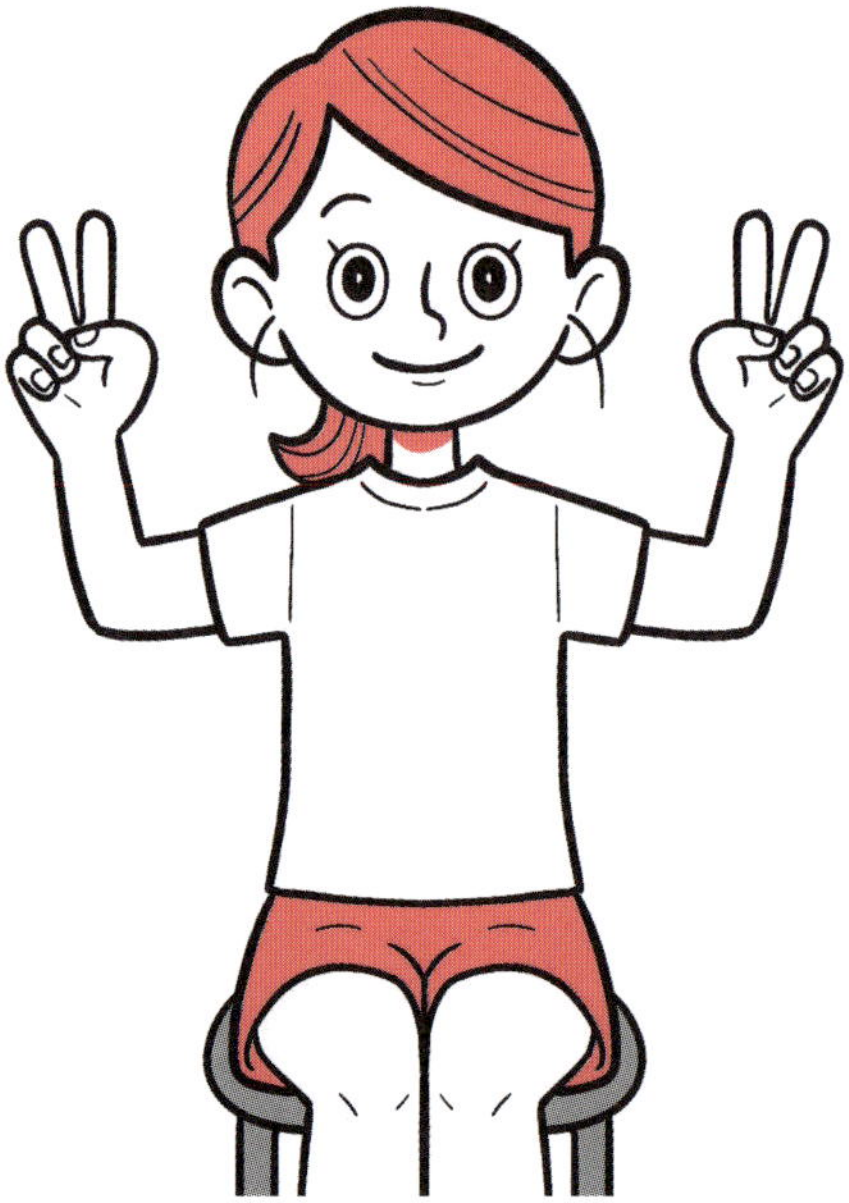

手順❷
ピースした手をにぎりこむ

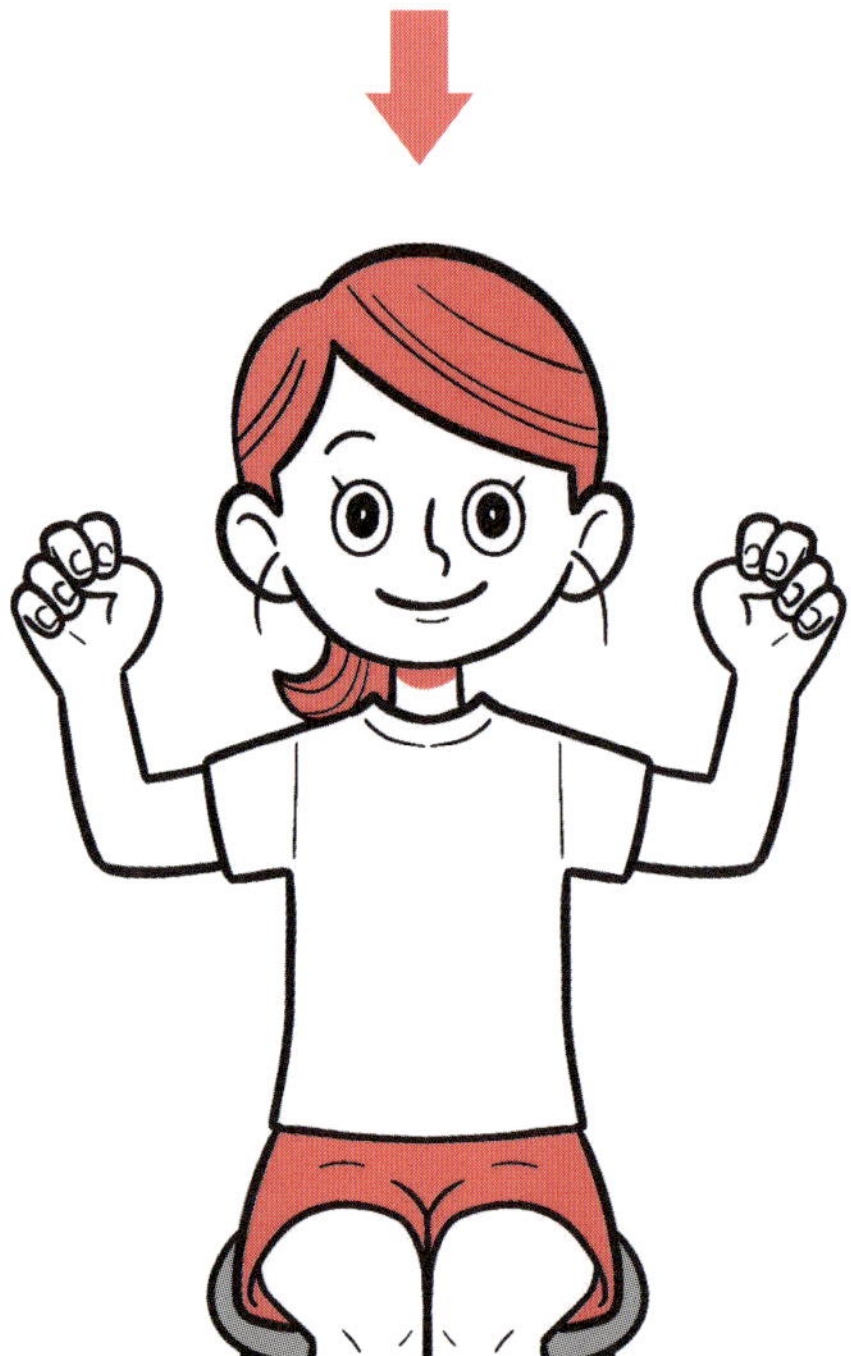

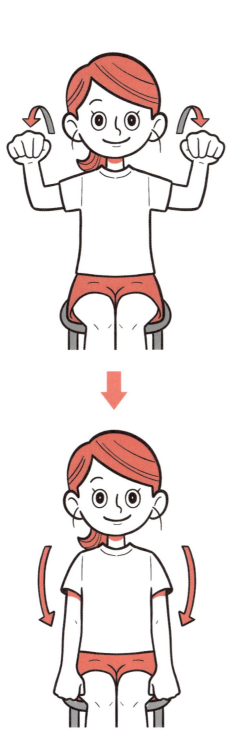

手順❸
手首を倒す

手順❹
手を下ろす

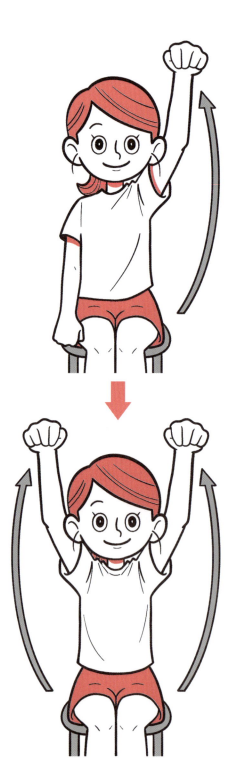

手順❺
片方の腕を上げて伸ばす

手順❻
反対側の腕も上げる

手順7
脱力

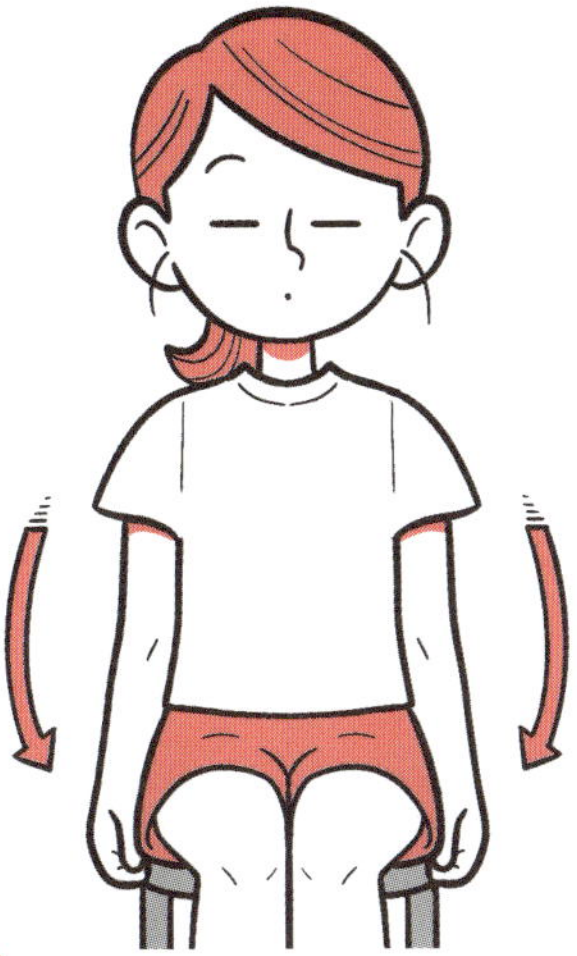

手順8
深呼吸

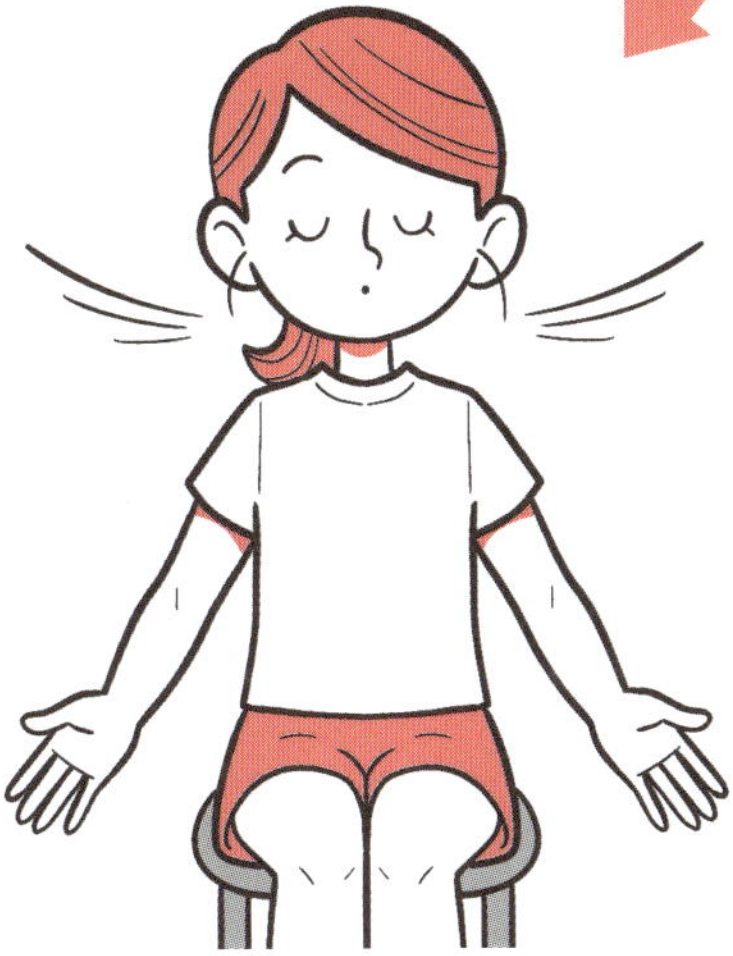

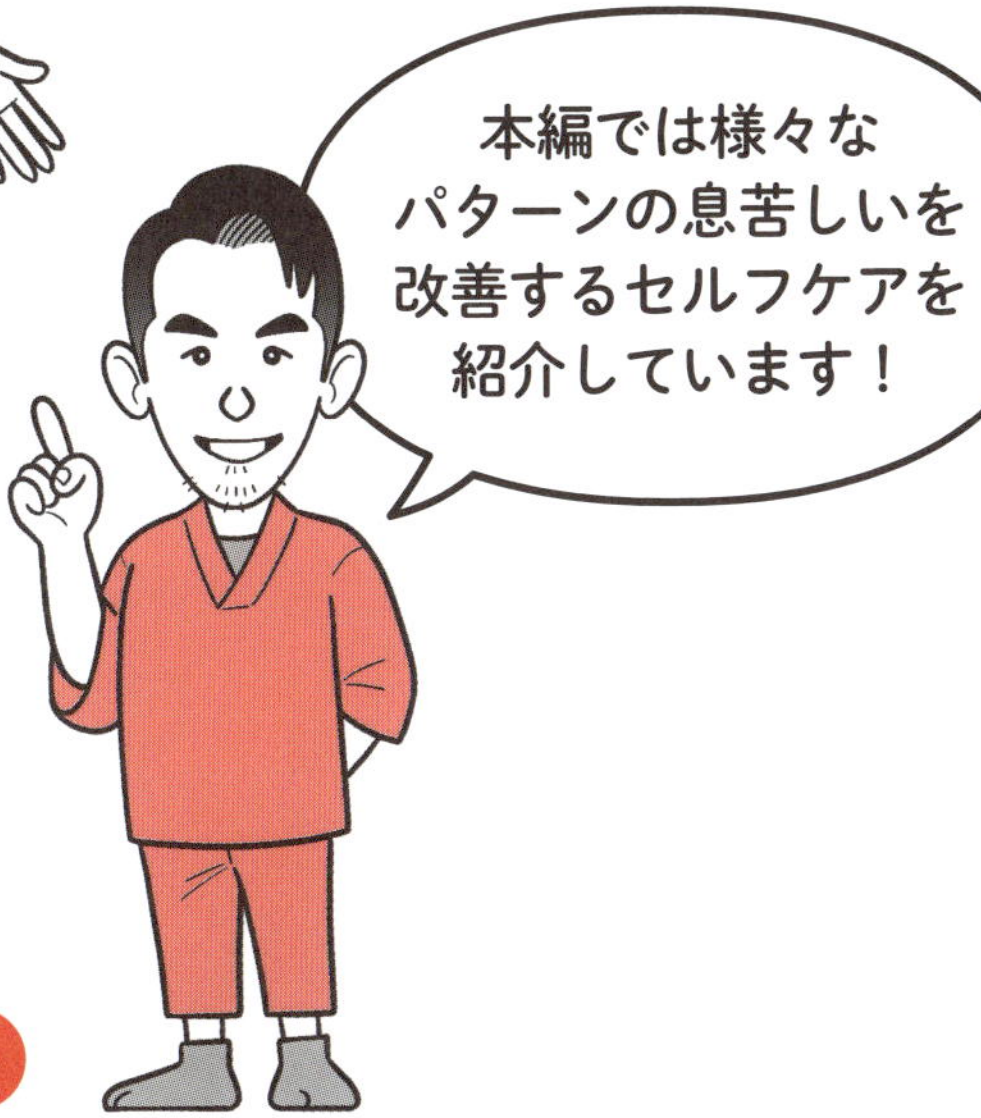
本編では様々なパターンの息苦しいを改善するセルフケアを紹介しています！

このストレッチの詳細は P.44 へ

Introduction

はじめに

本書を手に取ってくださった方の多くは、大なり小なり息苦しさに悩んでいると思います。そんな皆さんに、質問です。

あなたは医療難民になっていませんか？

息苦しさを抱えたまま、どうして良いかわからなくなっていませんか？

病院で何度も検査したり、レントゲンを撮ったり、心電図で調べたり、色々なメディカルチェックを受けたりしたけれど、結局は「異常なし」と診断されてしまった経験はありませんか？

それでも「つらいんです」と食い下がったら、お医者さんから「検査上は異常ない」「どうしても気になるならメンタルクリニックを受診しては？」と言われたことはないですか？

メンタルクリニックと聞くと、多くの方はエッと思うでしょう。「心を病んでいるとは自分では思わないし……。だけど、それなら、どうしてこんなに息苦しいの？」そんなふうに混乱してしまっている方も、きっといらっしゃると思います。

実はこういったケースは少なくないのです。病院の検査や診断でも異常が見つからないけれど、鍼灸師の観点から「体」を見ると、良くないところがわかる。そういうことは意外とあるものなのです。

「息苦しい」という症状は、あなただけではありません。本当に多くの方が苦しんでいます。息苦しさは「パニック障害」とか「不安障害」の方にも多く見られる症状。正確な統計というわけではありませんが、パニック障害や不安障害で悩んでいる方は人口の10％ぐらいと言われているので約10人に1人は、息苦しさを抱えていると言えます。

私は『自律神経整えチャンネル』というＹｏｕＴｕｂｅチャンネルを運営しており、そこには赤裸々な悩みがコメントとして寄せられます。息苦しさを解消する動画には、現在の苦しみとそこから改善したというコメントを大変多くいただいており息苦しさに悩んでいる方は本当に多いんだなと実感しています。

私の治療院である「鍼灸ＴＡＫＡ」（愛知県名古屋市）の患者さんの中にも、息苦しさを抱えている場合もあります。息苦しさのやっかいな点は、それに付随して動悸なども起こってしまう場合もあるという点です。胸がバクバクしたり、そわそわしたり、かと思えばゲップが止まらなくなったり、吐き気がしたりすることもあります。息苦しいだけでも辛いのに他の症状も加わると、いつそれが起こるかわからないという不安から、次は心まで病んでしまう場合もあります。

出かけた先で息がしづらくなってパニック発作が続き、ついにはパニック障害や不安障害という病名がついてしまうこともあります……。このような負のスパイラルに陥る前に、息苦しさを治していこうというのが本書の目的です。

今、皆さんはとても苦しんでいることでしょう。わかります。次項で触れますが、私は

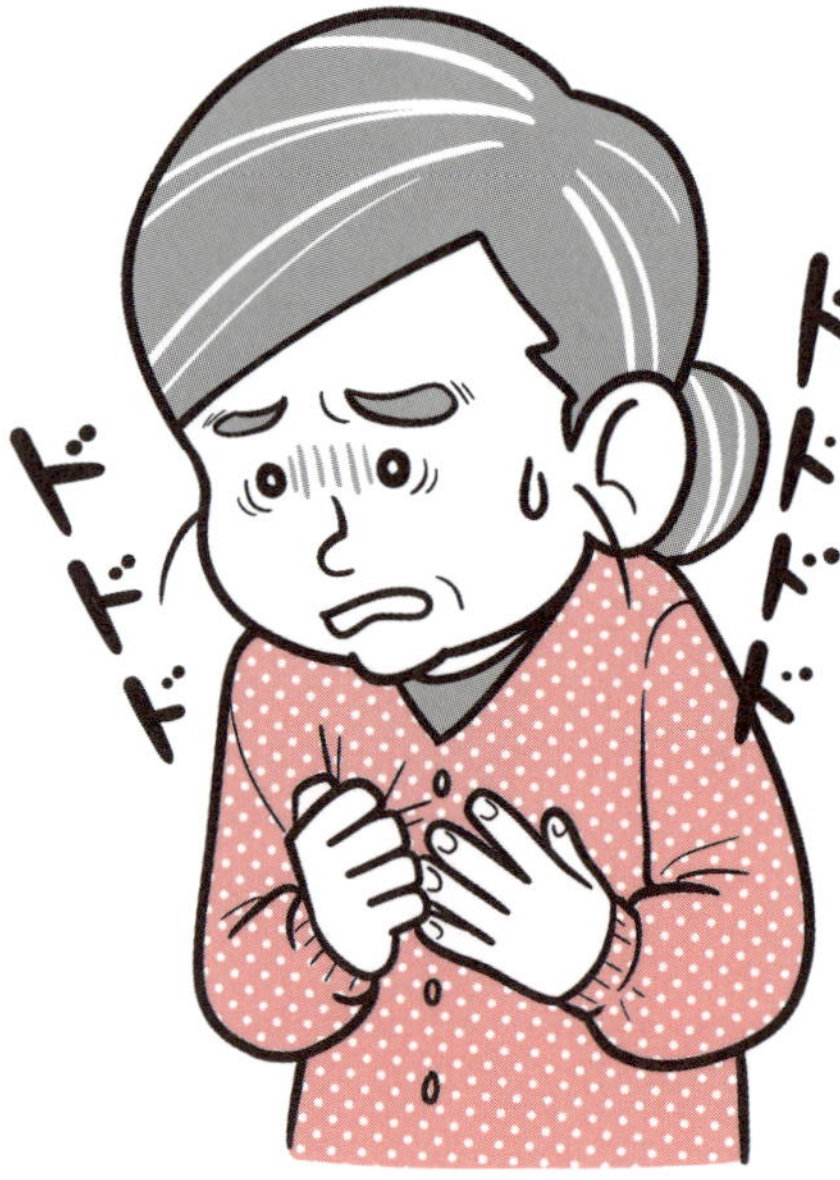

息苦しさに伴い動悸なども
起きてしまうこともあります。

目に難病があり、治療法は無いと言われました。そんな私だからこそ、皆さんの辛さは本当によくわかるのです。

医学には西洋医学と東洋医学があり、西洋医学のお医者さんでは良くならなかったことも、東洋医学のアプローチなら改善の手伝いができることもあります。

以前のように家族と笑ったり、友人と出かけたり、運動したり、食事を楽しんだり。あなたが思い通りの人生を過ごせるよう、息苦しさを解消していきましょう！

病院で治らないからって諦めないでください

改めて自己紹介をさせてください。私は小塚高文と申します。現在は、名古屋の鍼灸院「鍼灸ＴＡＫＡ」を経営しており、さらに念願の海外進出も果たしました。

これまで自由国民社さんからは、『パニックくんと不安くん——パニック障害・不安障害を自分で治す方法』『ふわふわめまいを自分で治す本――病院では治らない!?』という2冊の本を出版させていただき、おかげさまで好評をいただいております。そしてこの度、3冊目となる本書を上梓できることを心から嬉しく思います。

私自身、現在も目の難病を抱えており、視界に大きな制限があります。25歳でこの病気が発覚し、治療法は無いと宣告された時には、まさに絶望の淵に立たされました。

そんな私の人生を大きく変えたのが鍼灸との出会いでした。完治には至りませんでしたが、視界が幾分か見えやすくなることもあり、落ち込み切っていた私にとって、大きな希望の光となりました。

だからこそ私は、「治療法がない」「異常は見当たらない」と告げられた患者さんに、「大丈夫です。まだできることはたくさんあります」と、心から励ますことができるのです。

息苦しさを気にしないで生活できる身体を取り戻そう

今この本を手に取っているあなたは、息苦しさだけでなく、それに伴う不安な気持ちにも悩まされているかもしれません。外出や買い物が思うようにできない、車やバスに乗るのが怖い、旅行に行けない、友達とランチにも行けない……。そんな制限の多い生活を送られているのではないでしょうか。

でも、大丈夫です。呼吸が楽になることで、少しずつですが確実に変化は始まります。呼吸が楽になると、心にも余裕が生まれ、安心感が芽生えてきます。その安心感は、外出することへの小さな勇気となっていくはずです。

例えば、まずは近所の静かなカフェでお茶を飲むところから始めてみましょう。「今日はカフェに行けた」という小さな成功体験が、あなたの自信に繋がります。

その経験を土台に、次は少し賑やかな街中のカフェに挑戦してみましょう。それができたら、短い電車での外出に挑戦してみる。そして将来的には、飛行機での旅行だって決して夢ではありません。

一歩一歩、あなたのペースで進んでいけば良いのです。最初の一歩として、呼吸を楽にする。まずはそこから始めましょう。

呼吸が楽になれば、できることが少しずつ増えていきます。そして、その喜びがまた次の一歩への原動力となって、あなたの世界は確実に広がっていくはずです。

私はこれまで、患者さんの回復の過程を数多く見てきました。最初は不安でいっぱいだった方が、少しずつ自信を取り戻し、生き生きとした表情を見せてくれるようになる。その瞬間に立ち会えることは、この上ない喜びです。あなたにもきっと、そんな輝く未来が待っているはずです。

この本があなたの道しるべとなり、一つひとつの小さな成功が大きな自信となって、人生の輝きを取り戻すきっかけになることを、心から願っています。

自律神経専門鍼灸師　小塚高文

Contents

もくじ

第2章
身体を整え息苦しさを改善する①
～症状別に息苦しさを今すぐ楽にするセルフケア～

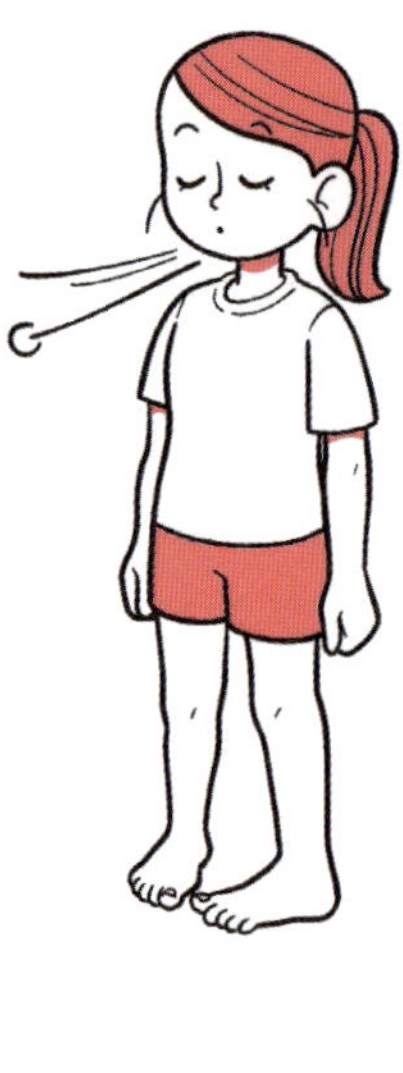

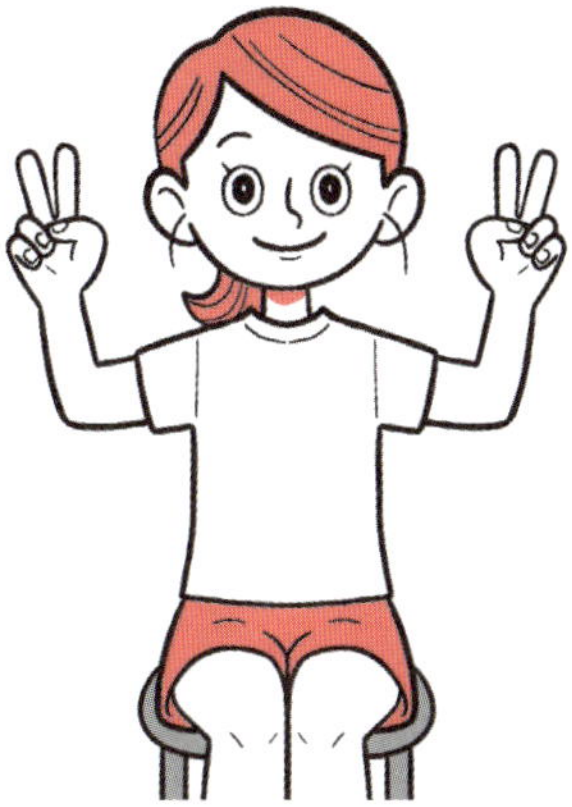

第3章

身体を整え息苦しさを改善する②
～息苦しさを根本から改善するセルフケア～

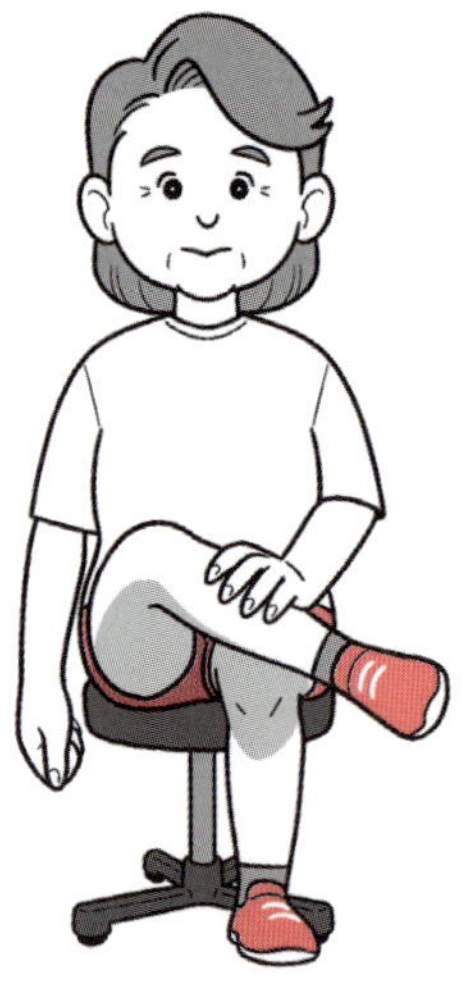

第4章

心を整え息苦しさを改善する

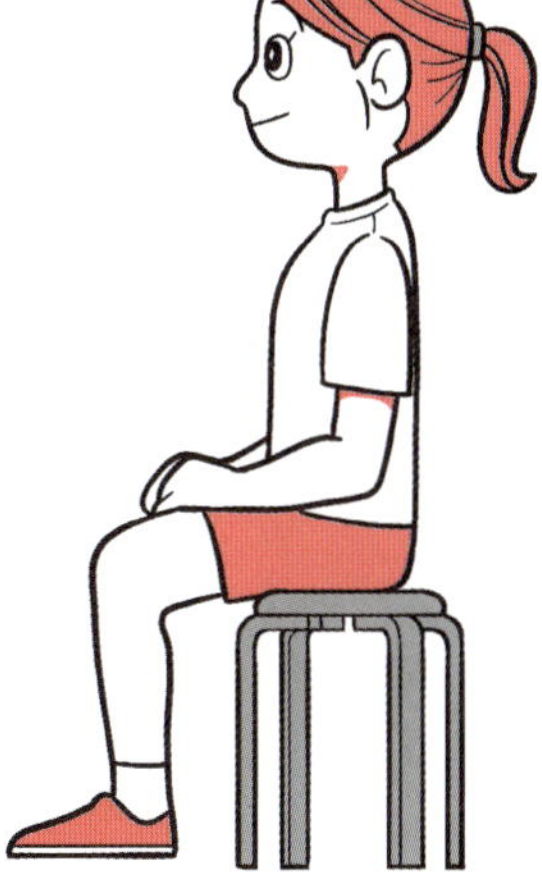

第5章 環境を整え息苦しさを改善する

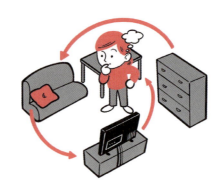

第　1　章

息苦しさの正体、
病院でも見つからない原因

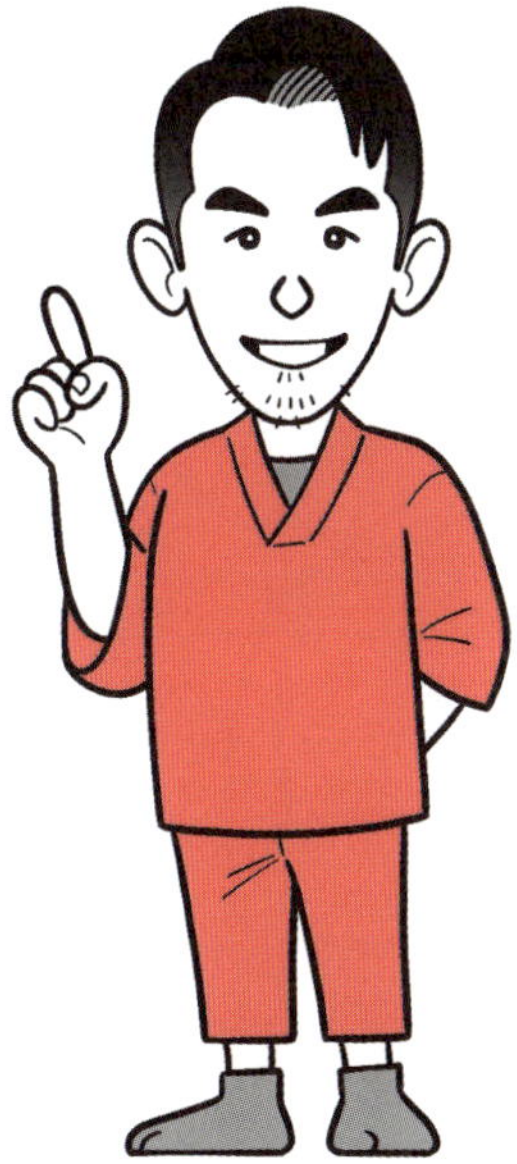

息苦しさの正体、病院でも見つからない原因とは

息苦しさという症状は、実は私たちが想像する以上に複雑で、多様な形で現れます。患者さんの訴えを詳しく聞いていくと、その苦しさを感じる部位や感覚は、人によって大きく異なることがわかります。

喉が苦しいと感じる方もいれば、胸部の圧迫感を訴える方、みぞおちや脇腹に違和感を覚える方など、息苦しさを感じる場所は実に様々です。

また、「呼吸が浅い」「深く吸えない」といった表現方法も人それぞれです。

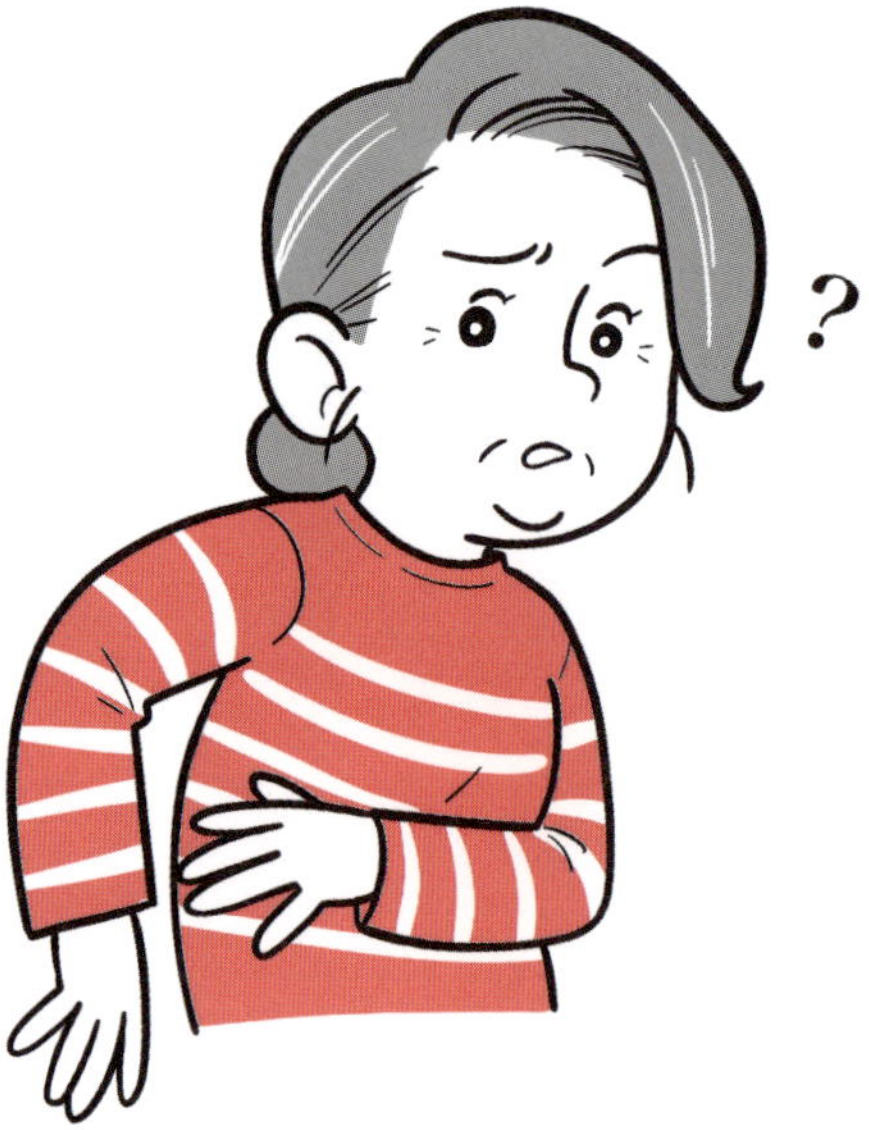

また、空気を過度に飲み込んでしまう「呑気症《どんきしょう》」という状態で息苦しさを感じる方もいます。これは頻繁にげっぷが出てしまい、それによって正常な呼吸が妨げられる症状です。

このように、「息苦しい」という一言で表現される症状の中には、医学的に明確な病名が付くものもあれば、そうでないものも含まれています。例えば、肺炎、肺気腫、気管支喘息、気胸といった肺の疾患や、心不全、心臓弁膜症、不整脈、心筋梗塞などの心臓疾患による息苦しさは、レントゲンや心電図などの検査で比較的明確に診断することができます。これらの疾患については、医療機関での治療法が確立されており、回復までの道筋も明確です。

しかし、この本を手に取られた方々の多くは、そうした明確な診断がつかないケースだから困っているはずです。自分の症状をネットで何度も検索したことでしょう。そのたびに結局分からずじまいで、途方に暮れてしまうという方も、決

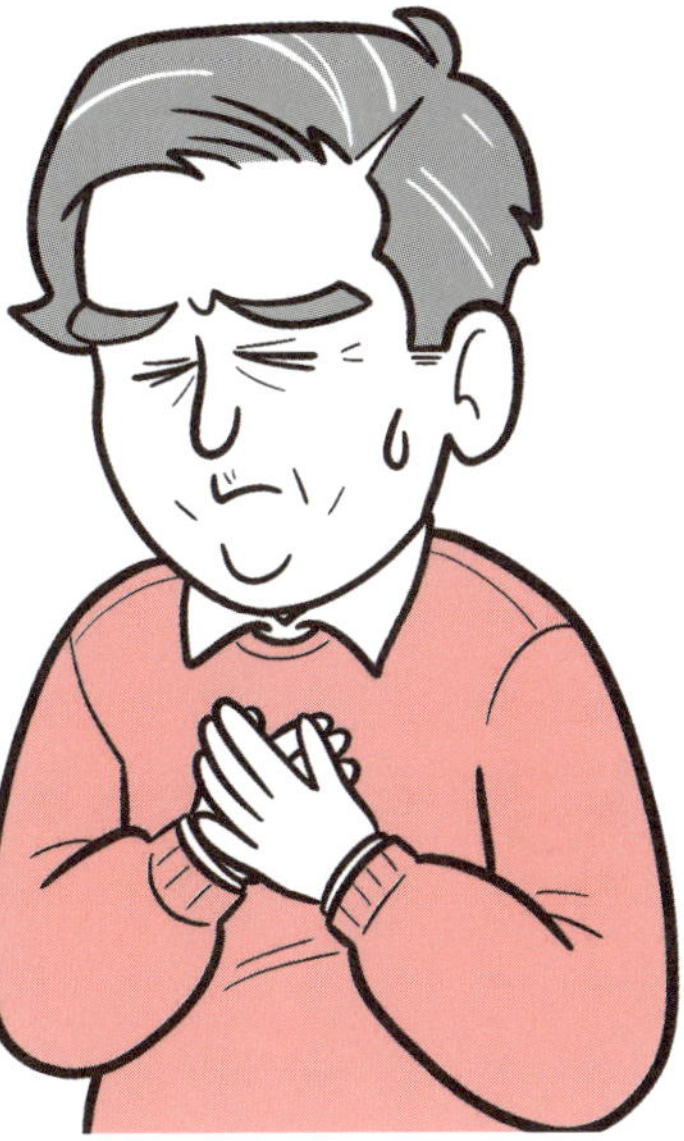

して少なくないはずです。

検査では異常が見つからないにもかかわらず、確かに存在する息苦しさに悩まされている。そんな方々の「では、私の息苦しさの原因は何なのか」という切実な疑問に、これから具体的にお答えしていきたいと思います。医学的な検査で異常が見つからない息苦しさにも原因があり、そして解決の糸口が存在するのです。

喉が苦しい、胸部の圧迫感を感じる、みぞおちや脇腹に違和感がある……息苦しさを感じる場所は様々あります。

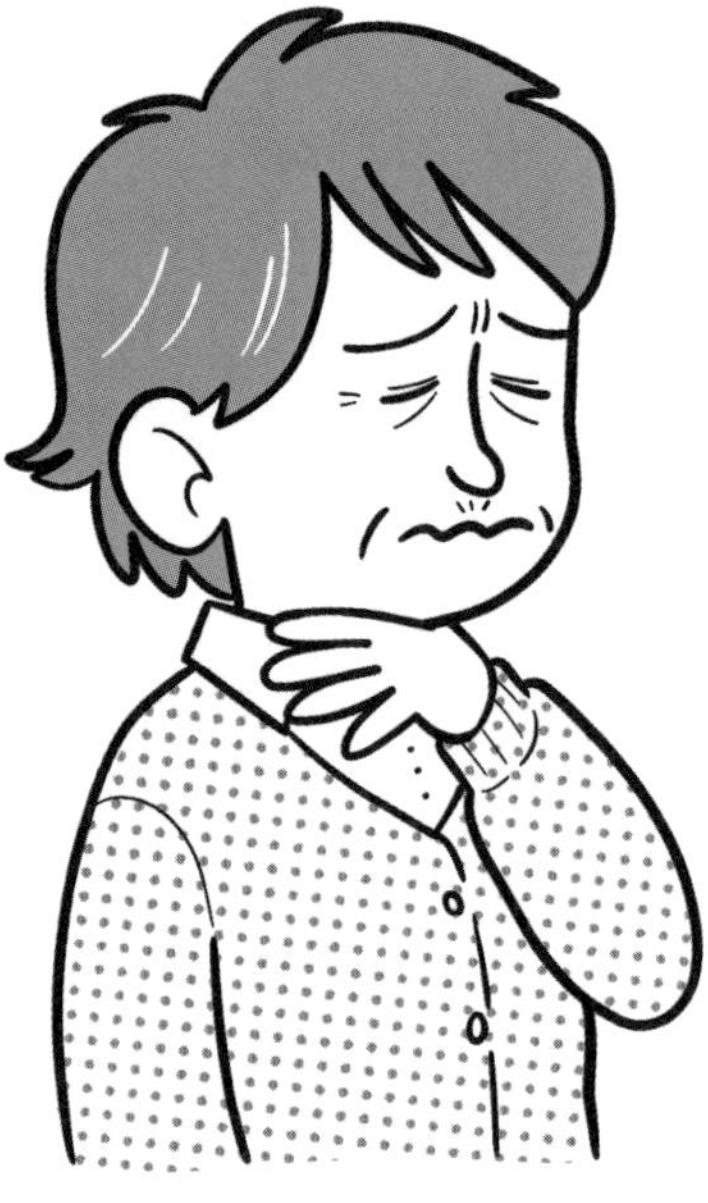

病院でも異常なしと言われる息苦しさがあるの!?

病院で異常がないと言われてしまう息苦しさはあるのか。結論から言えば、あります。レントゲンや心電図などの検査をし、臓器の異常を探しても、何も見つからない。その場合、医師が次に注目するのはストレスや心の問題かもしれません。

しかし、我々の観点からすると病院では直接身体に触れて検査することが少ないため、身体の緊張が見落とされています。

呼吸をするためには、肺を取り囲む胸郭や肋骨が広がり、横隔膜がスムーズに動くため、大胸筋や小胸筋、腹直筋、脊柱起立筋など、多くの筋肉が柔軟に働く必要があります。喉の筋肉や胸鎖乳突筋も関与します。これらの筋肉が硬くなっていると、呼吸がスムーズにできなくなり、息苦しさを感じることがあります。東洋医学では、こうした身体全体の緊張を緩めることで症状を改善するアプローチを行います。

身体の緊張に目を向けることで解決への道が見つかる可能性があるのです。

その正体は？

病院で「異常なし」と診断されても続く息苦しさ。その正体は、私たちの身体の中で日々働いている「呼吸筋」の緊張にあります。

呼吸に関わる様々な筋肉が硬くなり、いわゆる「凝り」の状態になると、スムーズな呼吸ができなくなってしまうのです。筋肉が十分に広がらないために、肋骨の動きが制限され、結果として肺も十分に広がることができなくなります。

「凝り」はささいな問題のように思えるかもしれません。しかし、呼吸という生命活動の根幹に関わる動きを妨げる要因として、実はとても深刻な問題なのです。

では、なぜ、呼吸筋は凝ってしまうのでしょうか。その主な原因は私たちの普段の姿勢にあります。デスクワークやスマートフォンの使用など、現代人の生活では、同じ姿勢を長時間維持することが当たり前になっています。仕事や作業に没頭していると、自分の姿勢など意識することもなく、1時間、2時間、時には4時間以上も同じ姿勢を続けてしまうこともありますよね。

この時、特定の筋肉は緊張し続けた状態にさらされています。その結果、呼吸に関わる筋肉が徐々に硬くなり、息苦しさを感じるようになるのです。

興味深いことに、多くの方は「息苦しいから姿勢が悪くなる」と考えがちですが、実は逆なのです。

「姿勢が悪いから息苦しくなる」というのが真実です。

例えば、うつむいた姿勢を続けることで息苦しさが生じ、その息苦しさによって不安になりさらに姿勢が悪くなるという悪循環が生まれてしまいます。

しかし、これは同時に希望でもあります。なぜなら、姿勢を正し、目線を上げるだけでも、呼吸は驚くほど楽になることがあるからです。「卵が先か鶏が先か」という話ではありますが、この単純な事実は多くの可能性を示唆しています。

うつむいて「苦しい苦しい」と言うのではなく、少し姿勢を正して、目線を上げてみる。

そうすることで、呼吸がしやすくなることを実感できる方は少なくありません。このようなシンプルでありながら効果的なアプローチが、実は病院ではあまり語られてこなかったのです。

どんな人がなりやすい？

呼吸筋の緊張による息苦しさは、私たちの日常生活と密接に関連しています。特に同じ姿勢を長時間続ける生活環境にある方は、要注意と言えるでしょう。

典型的なのは、デスクワークでパソコンに向かう時間が長い方々です。また、工場での検査作業やピッキング作業など、座ったままあるいは立ったままで一定の動作を繰り返す仕事に従事している方も同様です。育児中の方も注意が必要。赤ちゃんを抱っこする姿勢を長時間続けることで、特定の筋肉に負担がかかります。50代、60代のシニア世代もお孫さんの世話をする機会が増えたり、逆に活動量が減ってソファーで過ごす時間が長くなったりすることも、同様です。

そう、こまめに姿勢を変える習慣がない限り、誰もが**姿勢が悪くなる＝息苦しくなる**可能性を秘めているのです。そうならないためには、自分の行動パターンをよく理解し、これから紹介するセルフケアを定期的に行いましょう！

動悸も起きるの？

息苦しさについて、多くの方がその原因を呼吸に限定しがちです。

しかし、呼吸と心臓の動きが連動しているのは、多くの方が日常生活の中で体感していることでもあります。

例えば、急いでいる時、呼吸が速くなるのと同時に心臓がバクバクと激しく鼓動するのを感じますよね。一方、お風呂などでリラックスした状態になると、深く穏やかな呼吸に合わせて心臓の鼓動もゆっくりと安定していくことがわかります。

このように呼吸と心臓の動きは密接に関係しており、私たちの身体が緊張しているのか、リラックスしているのかを如実に反映するのです。

更に呼吸や心臓の働きだけでなく、「お腹の緊張」も息苦しさや動悸に深く関係しています。お腹が硬くなると、みぞおち付近の筋肉が緊張し、その周辺にある内臓の機能にも影響を与えます。

筋肉が硬くなると、その部分の血流が悪くなるというのは非常にシンプルな話です（水道ホースを足で踏むと水の流れが止まるのと同じように、筋肉が硬くなると血液の流れが阻害されるのです）。

特に胃腸の働きが正常でない場合、胃痙攣や内臓の過活動といった症状が現れることがあります。「お腹がドクドクする」という表現をする方も少なくありませんが、これは内臓が過剰に働いている状態を指している場合が多いと分析しています。このようなケースでは、動悸の症状が必ずしも心臓だけに起因しているわけではありません。お腹の緊張や内臓の状態が関係している場合もあるのです。

こうした身体の状態は、心とも深くつながっています。「息」という漢字は「自らの心」と書きますが、これは呼吸が心と密接に関わっていることを示しています。

禅の世界では「三調《さんちょう》」という言葉があり、「**体・心・息**」の三つが調和することで人は安定すると考えられています。その逆もまた然りで、姿勢が悪いと呼吸が乱れ、心も不安定になるという関係性があります。こうした身体と心と呼吸の繋がりを意識することで、私たちは自分自身の状態をより良い方向に調えることができるのです。

息苦しさは、身体的な緊張や心の不安定さと密接に関係しているため、一度悪循環に陥ると抜け出すのが難しいものです。さらに、人間にとって息苦しさは本能的に危機感を抱かせます。なぜなら、人間は酸素を取り込まなければ生きていけません。酸素が十分に取り込めない状態は、脳にとって「生命の危機」を意味します。この時、脳の本能的な部分である大脳辺縁系が「今すぐ何とかしなければならない」という強い指令を出し、それが不安感やパニックの原因となるのです。

私自身もこのような状況を経験したことがあります。身体が緊張し、息苦しくなる状況が生まれるのは、実は非常に自然な反応なのです。

こうした息苦しさや動悸を改善するためには、身体・心・呼吸のバランスを整えることが大切です。まずはリラックスする時間を作り、姿勢を正して、深い呼吸を意識することが重要です。

そして呼吸が深くなることで心が落ち着き、身体と心のバランスを整えることができます。これらの習慣を取り入れることで息苦しさや動悸といった症状を軽減し、より快適な生活を送ることができるでしょう。

息苦しさや動悸の原因は一見すると単純なようで、実はさまざまな要因が複雑に絡み合っているのです。

息苦しさ＝生き苦しさ生き苦しさ＝息苦しさ？

「息苦しい」という感覚は、「生きていて苦しい」という状態に繋がります。一方で「生きていて苦しい」ことが「息苦しい」という身体の状態を作り出す。まるで数学の式のように、身体と心、環境が連動しています。

これは「三位一体」という概念に近いものです。キリスト教では聖霊とイエス様と、みたいな言葉なのですが、私の治療理念である「碓井流活法」の世界では「身・心・神」を指します。身は私たちのこの体。心は人間の心。神はコントロールできない存在で、これは環境とも言い換えられます。外界の環境、自然環境、仕事環境、家庭環境、生活環境などが「環境」に含まれます。

「身心神《しんしんしん》」という、三つの「しん」で三位一体理論と言いますが、この三つはエネルギーが循環しているのです。全部別々のものではなくて、それぞれが通じ合っています。

例えば「息苦しい」という身体の状態は、心を不安な状態にします。さらにこれは環境にも反映され、電車の中という普段は気にならない場所でも、ある日不意に息苦しさを感じると、それ以降、電車が不快感を生む場所に変わることもあります。

職場も同様です。いつも何気なく接していた人たちから、ふいに圧迫感を感じるようになってしまうことも。

息苦しいことがきっかけで人間関係に不快感を覚えて、どんどん環境と自分が合わなくなってくる。これはエネルギーが良くない方向へと伝わってしまっている状態です。

「生きてて苦しい」という状態から「息苦しい」状態に変化する例には、転職などがあります。事務から営業に異動した方がいました。人と接することに慣れないために心のストレスが増大し、やがて息苦しさを自覚するようになりました。パニック発作などに悩む方にも、こうした例は多くあります。嫌な上司と接するうちにストレスで心を病んでしまい、呼吸が苦しくなってくるというケースも多い。これも環境と心が循環している例ですね。

このように、皆さんの周りで起きている出来事は、全部、循環しています。つまり、環境、仕事、家庭、日常生活など。これらを別で考えてはいけないということです。

全ては循環し合っていますから、すべてを一気に整えるのは難しい。また、それをする必要もありません。しかし、息苦しさを改善するためには、それぞれを少しずつ整えていくことが大切になってきます。できるところから少しづつ始めましょう！

どこから始めても構いませんが、最初に着手しやすいのは「体」だと思います。身体はこの三つの中で最も自分でコントロールしやすいです。一方、心はなかなかコントロールが難しいものです。

「今日からネガティブな思考をやめてポジティブに考えましょう」と言われても、急にそれを実行するのは難しいですよね。身体に関しては、「このストレッチをやってください」や「普段こういう姿勢をとるようにしましょう」といった具体的な行動を取りやすいので、比較的実行しやすいです。だから、まずは身体から整えていきましょう。

身体が整ってくると、次第にエネルギーの循環が良くなり、それに伴って心も整いやすくなります。心が整ってくると、今度は環境も変化して、「自分には合わない」と感じていたものが「あれ？　これでも大丈夫かも」と思えるようになり、悪いエネルギー循環から良いエネルギー循環が生まれます。

「それでも私は心の問題を解決したい！」と思う方もいるかと思います。そういう方は第4章に心を整えるページがありますので、そこから読んでもらっても大丈夫です。環境を

三位一体

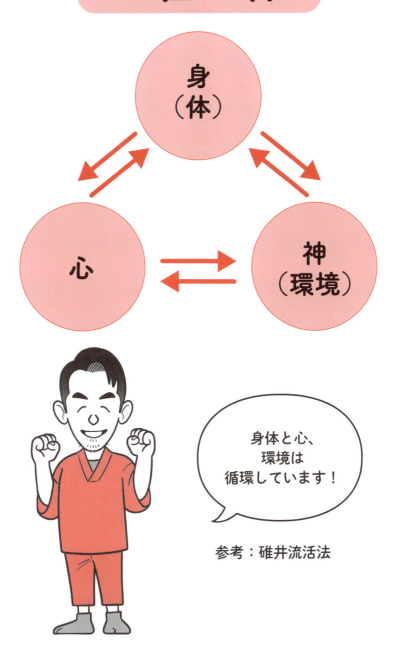

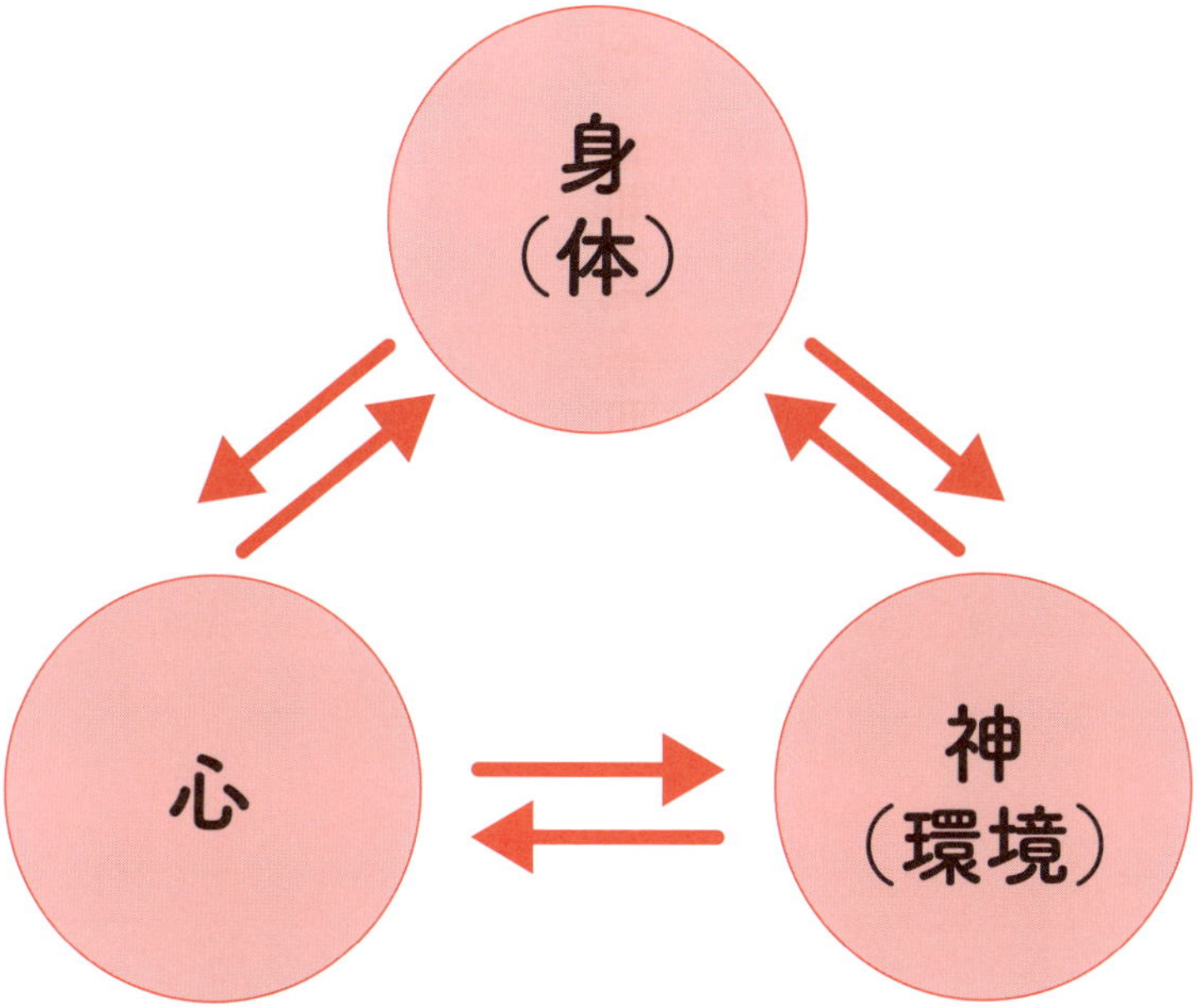

参考：碓井流活法

整えることを優先したいなら、第5章から読んでください。どこから読むのも自由です。「私はどこを優先するべきかわからない」という方は、順番通りに読んでいきましょう。

私の本に関して言えば、頭から読まなくてはならないなんてルールはありません。まずは目次を開いて、自分が一番しんどいと感じているところから読んでいただければと思います。自分が最も悩んでいるパートが終わって少し楽になるのを実感できたら、次は別の項目も読みたくなりますよね。これは良い循環と言えます。

人がバランスを整えるうえで重要なのは、「中心を取ること」です。言い換えると、すべてを完璧にする必要はないということ。

特に、この本を読んでいる方の中には、「ちゃんとやらなきゃ」「このストレッチを完璧にやらなきゃ」「本に書いてあるアドバイスを全部やらなきゃ」と思ってしまう方が多いかもしれませんが、「中心を取れば良い＝整えば良い」ということです。

今は極端にマイナスの状態かもしれませんが、それを極端にプラスに持っていく必要はありません。「できる」と「できない」の真ん中くらいに持ってこれれば十分です。

左右のバランスを整えるというのは、左右の差を縮めていくこと。「差を取る」から「さとる」という言葉が私の治療理念にあります。

「差を取る」は完璧な身体を作るのではなく、左右・前後・上下のバランスを良くして、身体が前にも後ろにも、左にも右にも、どちらにも自由に動ける状態を目指すこと。

目指すのは、すべての筋肉を緩ませたリラックス状態ではなく、いつでも動ける準備のできたしなやかな身体です。例えば、武道の構えでは、一見、力を抜いて軽く構えているように見えます。ですが、その実、前後左右どの方向にも即座に動ける状態になっています。このような構えは、ピーンと張り詰めた緊張感ではなく、程よく力が抜けつつも、必要な時には即応できる理想的な身体の状態です。

整っている時というのは、完全に脱力しているわけではなく、神経が過敏になりすぎてもいないけれど、必要な感覚は研ぎ澄まされている、そんな状態に近いです。心も同様で、極端に「良い状態」を目指す必要はありません。ネガティブな気持ちを「超ポジティブ」に変えようとするのではなく、何とも比べない、自然な状態を目指すことが大切です。

環境についても同様。どんな環境でも善悪をつけないのが大事です。「このホテルは落ち着くから良い」「満員電車は嫌だ」というように、環境に善悪を求めるのではなく、フラットな視点を持つことが理想です。これが「差を取る」ということであり、超自然な状態、いわゆる仏教でいう「あるがまま」に近い考え方です。

COLUMN

コラム

まずはやれることを大事にする①

皆さんにお伝えしたいのは、困っている人ほど「何から始めたら良いかわからない」と感じる方が多いということです。

理屈はわかっていても、「じゃあ具体的に何をしたら良いのか」が分からず、悩む方は少なくありません。特に完璧主義の方ほど、「これもやらなきゃ」「あれもちゃんとやらなきゃ」と思い詰めがちです。

ですが、まずは自分がすぐにできそうなことから始めてほしいのです。その思いを伝えるために、私自身の過去のエピソードを紹介しますね。

この話は「はじめに」で触れた、私が25歳の時に難病をきっかけに鍼灸と出会い、希望を取り戻したという話の続きです。

鍼灸専門学校に入学する前の私は「鍼灸で自分の人生を切り開ける」と信じて、希望に満ち溢れていました。「自分の目がは見えにくくなったけれど、鍼灸を学べば道が開ける！」

と信じていました。

ですが、実際に専門学校に入ってみると現実は違いました。学んだことがすぐに役立つイメージも湧かず、将来の展望もぼんやりして、見えてこない。先輩たちが鍼灸業界で活躍しているという話もほとんどなく、むしろ暗雲が立ち込めているような雰囲気でした。

成功するのは、ほんの一握り。大多数がうまくいかないという現実を聞かされては、心を暗くする毎日。将来への不安が募るばかりでした。

「どうして私は鍼灸の道に進んでしまったんだろう……」

そんな悩みを抱えて、夜も眠れない日々が続きました。さらには、かつて働いていた会社の同僚が活躍しているという話を耳にすると、「病気にならなければ、自分も同じように成功できていたのではないか……」と過去を悔やむばかりでした。

当時の私は30歳目前。「もしサラリーマンを続けていたら、結婚して幸せになれていたのでは」と思い悩むこともありました。

そんな苦しい日々の中で、私を救ったのが「指圧」との出会いでした。

鍼灸とは全く関係のない、指圧を知った時、「これならすぐに始められそうだ！」と思ったのです。

鍼灸学校の先生が紹介してくれた卒業生が、指圧を教えてくれて、勉強会にも連れて行ってくれました。そこで新しい出会いがあり、「普段からこういう練習をすると良いよ」「指を鍛えるならこんな方法がある」と、色々教えてもらいました。また、指圧について調べるうちに、指圧が世界で広く評価されていることがわかったのです。例えば、フランスでは「Le shiatsu」と言葉自体がフランス語になっており、ヨーロッパ全土で東洋の伝統的な技術として受け入れられています。最も有名な指圧師の一人である浪越徳次郎さんのように、指圧で世界的に活躍した人物もおり、今でもその影響は続いています。「日本だけでなく、世界でも活躍できるんだ！」。それを知った時、私の胸に希望が湧いてきました。最初は何もわからず不安ばかりでしたが、「まずやれることを始めてみた」ことで、少しずつ道が見えてきたのです。そして、行動することで不安が和らぎ、次第に欲が出て「もっとがんばりたい」と思えるようになりました。その結果、胸に希望が満ちている良い循環が生まれたのです。だからこそ、皆さんにも「まずやれること」を大事にしてほしいと、心から思っています。

第　2　章

身体を整え
息苦しさを改善する①
～症状別に息苦しさを
今すぐ楽にするセルフケア～

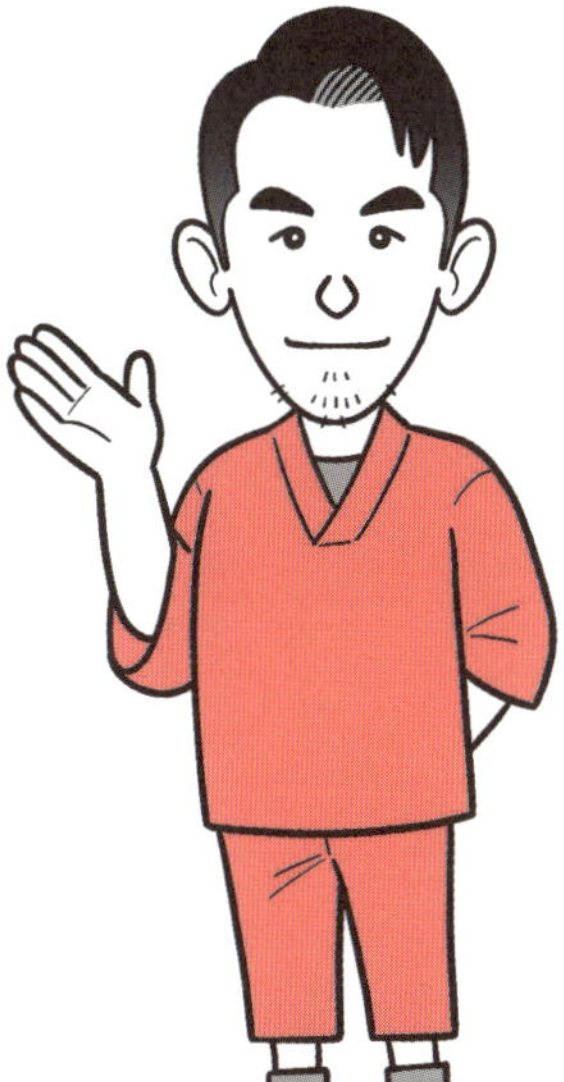

悩み別セルフケア

この2章では、お悩み別のセルフケアを紹介していきます。

息苦しさには主に3つの原因があります。胸、喉、お腹から来るものに大きく分けられます。

紹介するストレッチは、どれもが簡単にできるものばかり。それぞれの辛さを和らげて、呼吸がしやすくなりますので、ぜひ試してみてください。

無理をせず、やれることから始めていきましょう。

悩み別部位

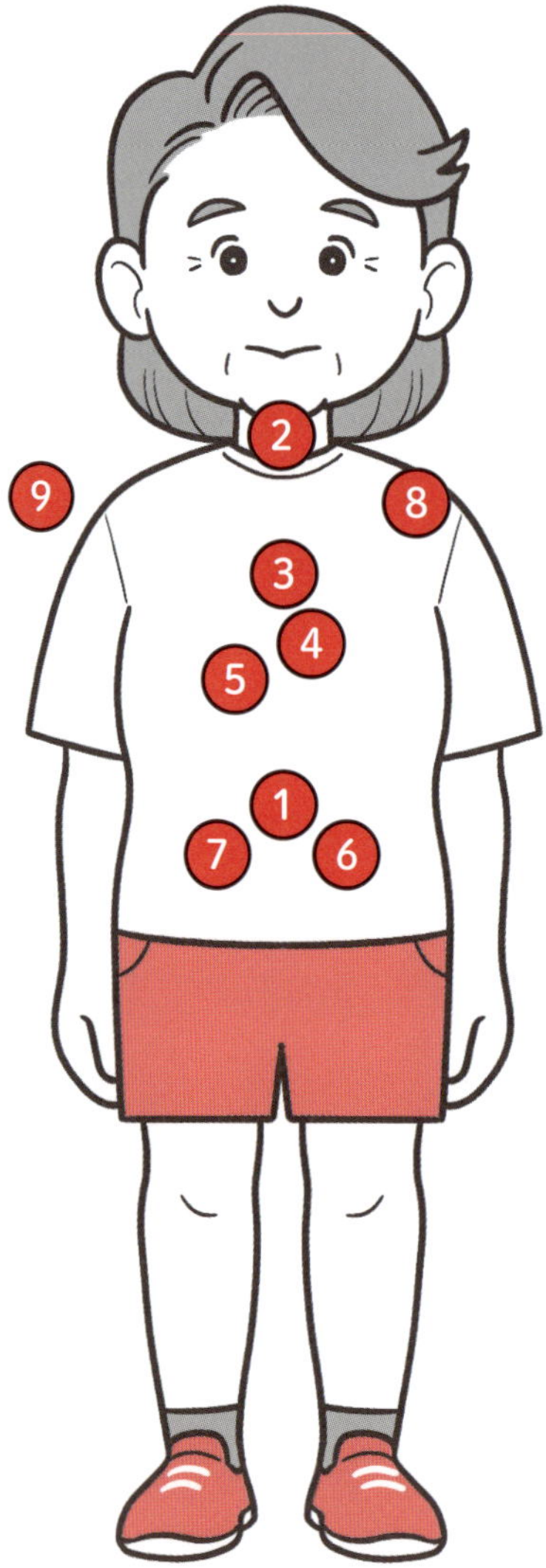

悩み別一覧表

	症状	こんな人	セルフケア	タイミング	回数
1	みぞおちから息苦しい場合	●お腹特にみぞおちが苦しい人 ●座り仕事が多く、姿勢が悪くなりやすい人 ●気持ち悪くなりやすい人	ニャンニャンストレッチ	息苦しい時、仕事や勉強の合間	3 秒 3 セット
2	喉から息苦しい場合（ヒステリー球、梅核気）	●喉や鎖骨周りが苦しい人（狭い感じ） ●喉に何かが詰まっている感じがする人 ●飲み込むと異物感がある人	背泳ぎ	息苦しい時、仕事や勉強の合間	10 回
3	胸から息苦しい場合	●胸やお腹より上が苦しい人 ●腕を使うような仕事をする人 ●動悸やそわそわ感がある人	小胸筋ストレッチ	息苦しい時、仕事や勉強の合間	10 回
4	動悸がする	●動悸がする人 ●不整脈のように脈が飛ぶ感じがする人	曲沢ツボ押し	辛い時	10 秒間
5	胸がソワソワ、ゾワゾワする	●お腹よりにソワソワする人（ニャンニャン） ●胸寄りにゾワゾワする人（小胸筋） ●ゾワゾワする場所がわからない人（曲沢のツボ押し）	ニャンニャンストレッチ、小胸筋ストレッチ、曲沢ツボ押し	辛い時	それぞれ参照
6	吐き気がする（会食が怖い）気持ち悪い	●理由もないのに気持ち悪いことが多い人 ●食事前に吐き気を感じる人 ●誰かと飲食店に行くと気持ち悪さを感じる人	ニャンニャンストレッチ	辛い時、予防的に定期的にやってもOK	3 秒 3 セット
7	空気を飲んでしまう、ゲップが止まらない	●空気を飲みやすい人 ●ゲップがよく出る人 ●呑気症と言われた人	ニャンニャンストレッチ	辛い時、予防的に定期的にやってもOK	3 秒 3 セット
8	咳が止まらない	●理由がないのに咳が止まらない人 ●風邪が治ったのに咳だけ続く人	小胸筋ストレッチ	辛い時	10 回
9	咄嗟の過呼吸、パニック発作	●突然の過呼吸やパニック発作に苦しんでいる人 ●強い不安に襲われた時、頭がネガティブな時	超呼吸法、仏の呼吸法	辛い時、予防的に定期的にやってもOK	1 ～ 3 回

症状1

みぞおちが苦しい
ニャンニャンストレッチ

3秒
3セット

肋骨の下、みぞおちあたりに息苦しさを感じている方に多いのが、デスクワークをしている方や、ソファーでリラックスする時間の長い方などです。

長時間座っていると徐々に猫背になり、同時にパソコンのモニターやテレビを見るので頭は下がり、横から見ると「C」のような丸まった背中になります。そしてお腹に負担がかかり、みぞおちまわりの筋肉が硬くなっていくのです。このみぞおちの緊張をほぐすのに最適なのが「ニャンニャンストレッチ」です。

手順❶
両方の手でピースを作る

両方の手でピースサインを作ります。

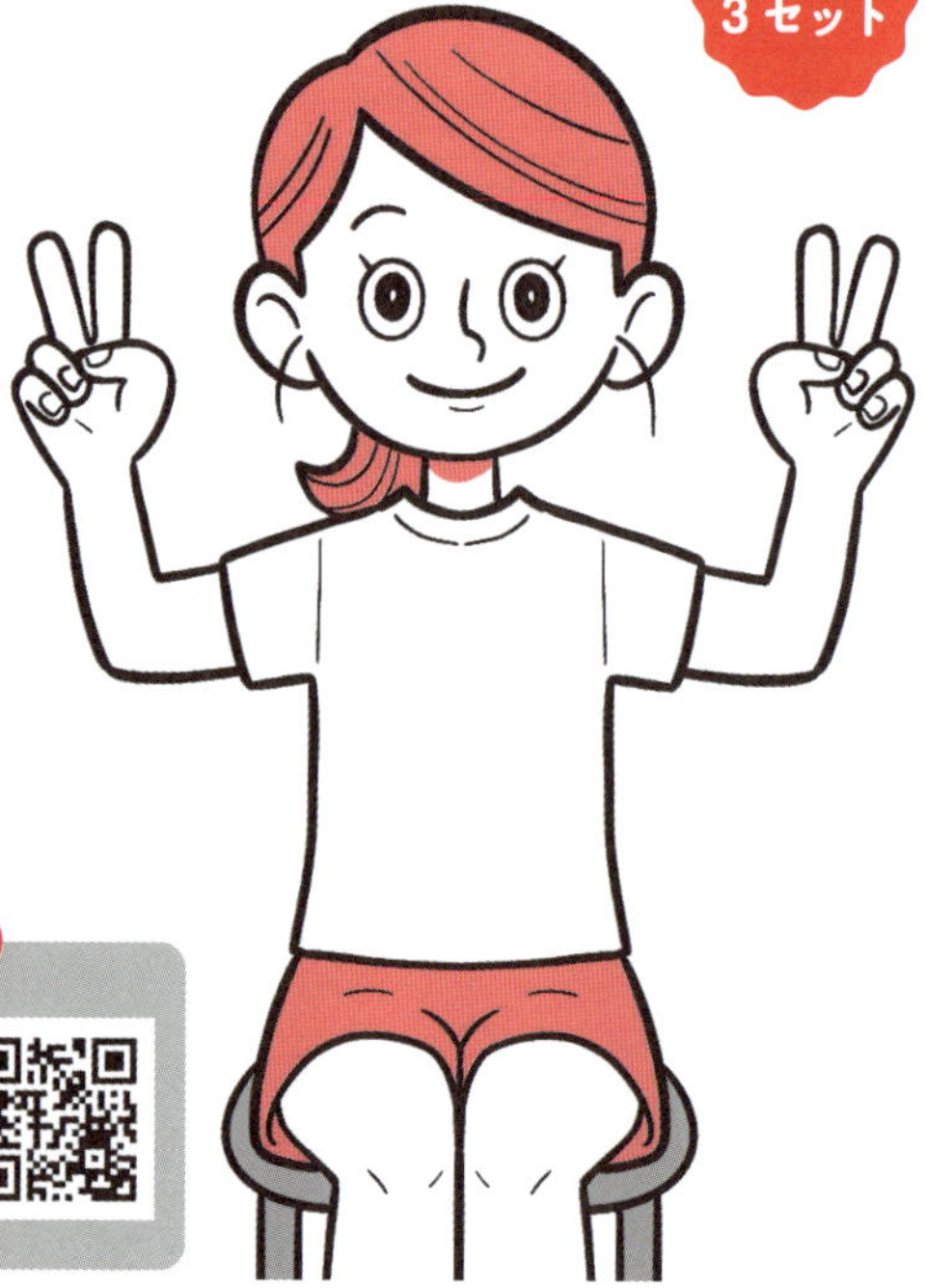

動画はこちら

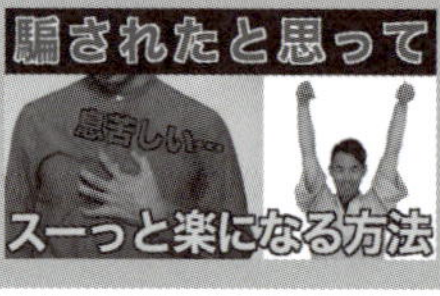
騙されたと思って
息苦しい…
スーっと楽になる方法

手順❷
ピースした手をにぎりこむ

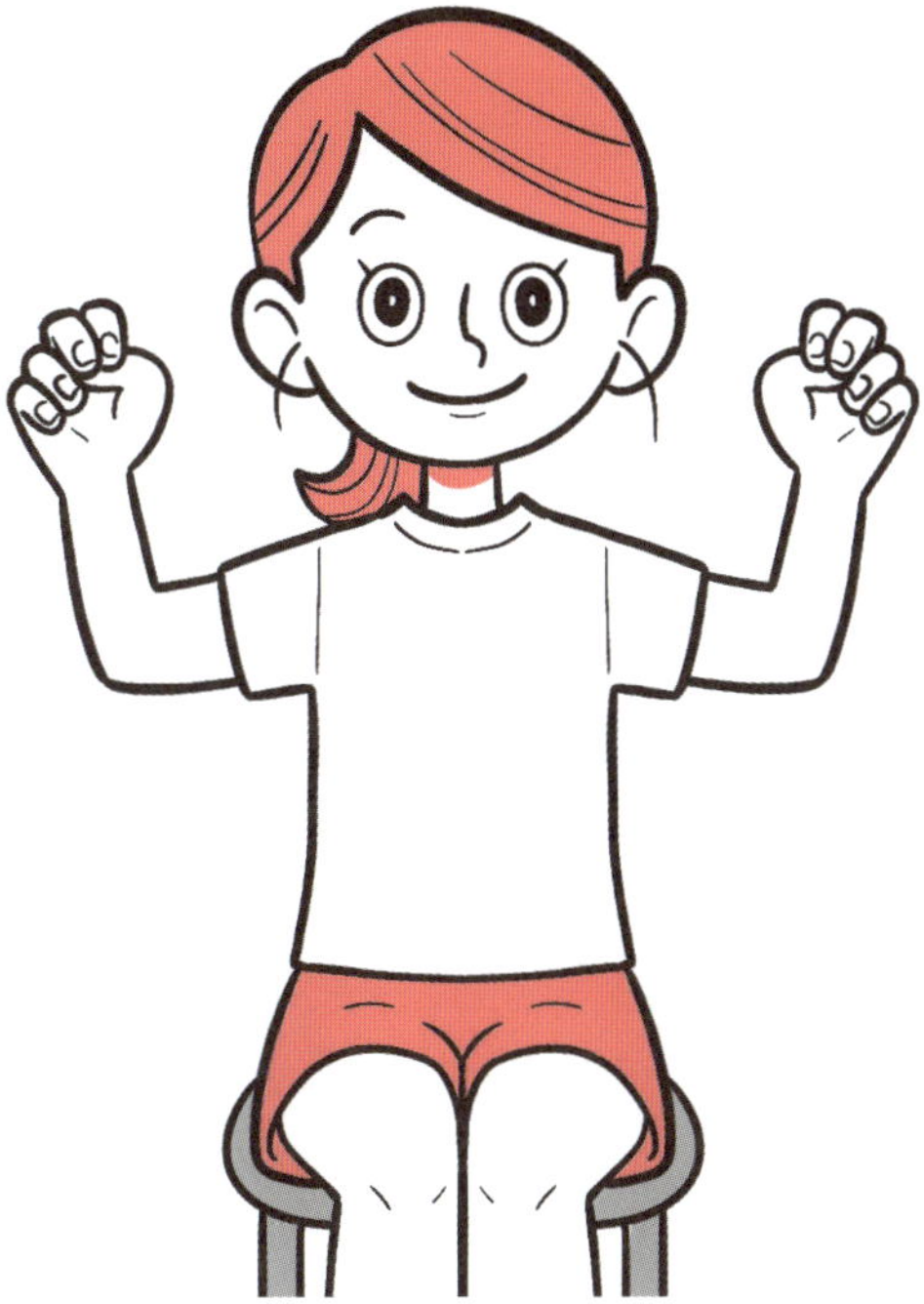

ピースした手を握り込みます。この時、人差し指と中指は、残りの指の上に重ねるようにしてください。親指に乗せるようにグーを作るイメージです。

手順❸
手首を倒す

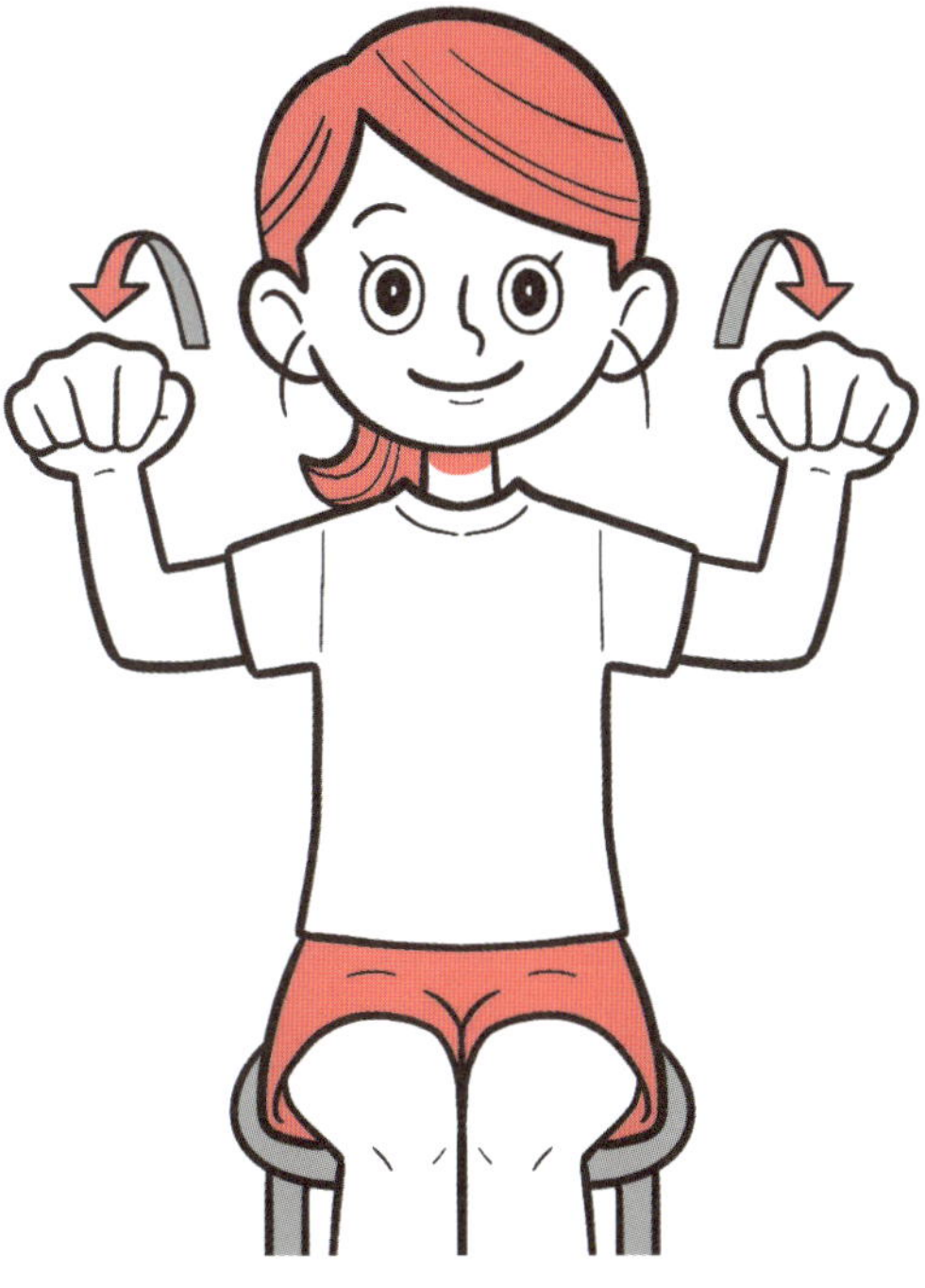

次に、手首を倒します。この時の仕草が猫っぽいことから「ニャンニャンストレッチ」という名前になりました。

手順❹
手を下ろす

手首を倒したままで、ゆっくりと腕を下ろします。

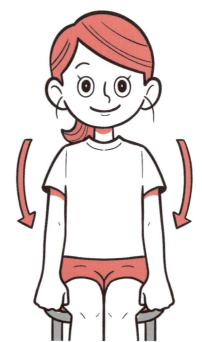

手順❺
片方の腕を上げて伸ばす

片方ずつ腕を上げます。両方同時に上げると効果がしっかり出ないので、必ず片方ずつ上げてください。腕を上げたら、お腹の筋肉をしっかりと伸ばします。

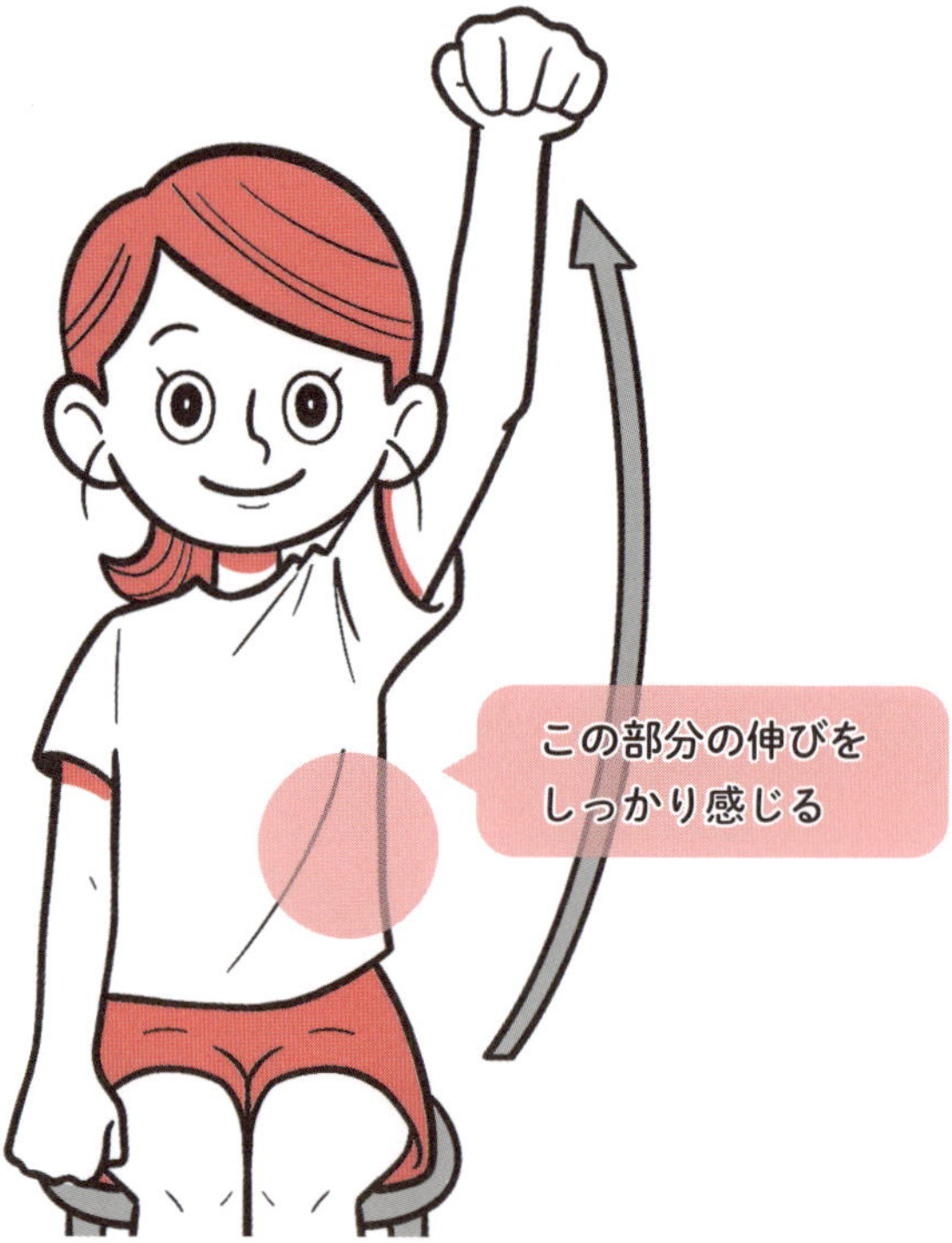

手順❻
反対側の腕も上げる

同様にもう片方の腕を上げて、お腹の筋肉の伸びを感じてください。

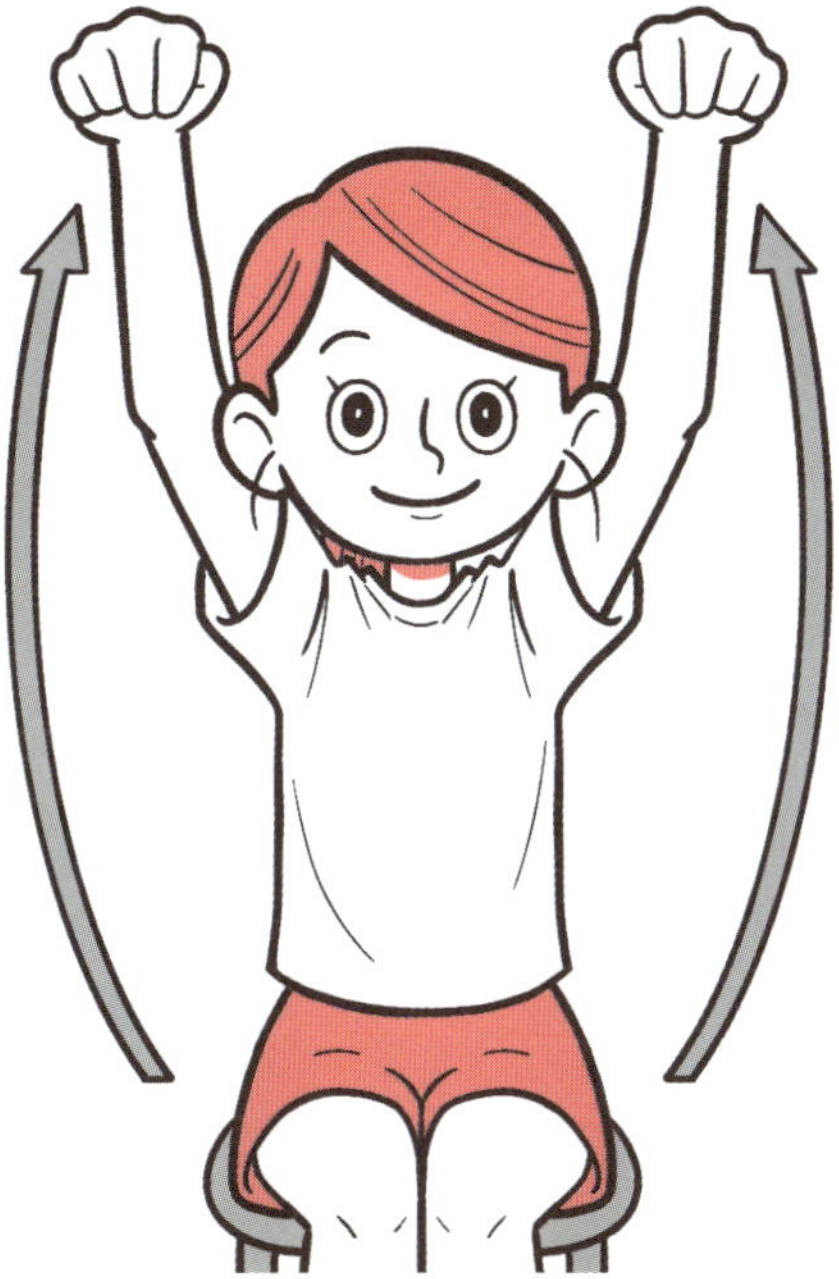

手順❼　脱力

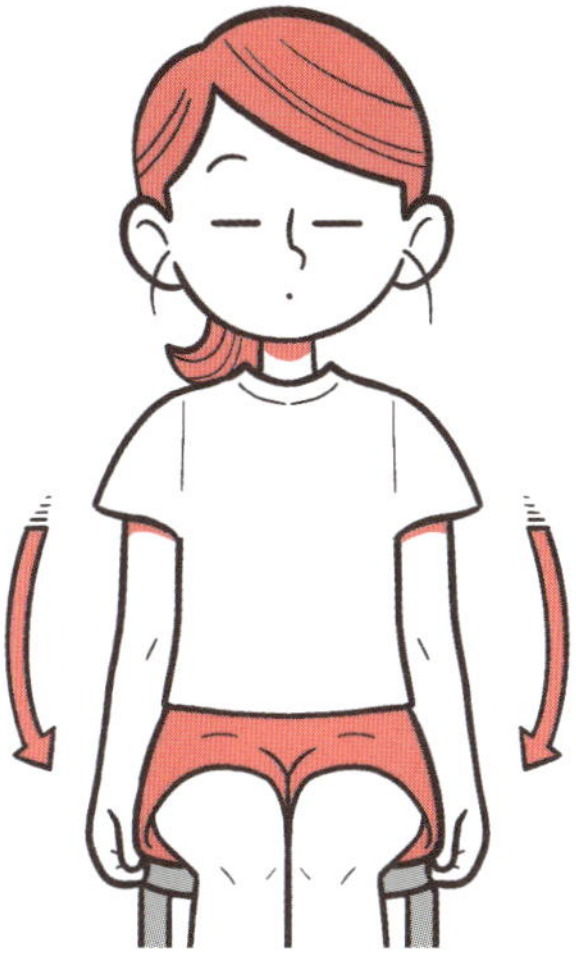

お腹の伸びの筋肉を感じながら3秒間数えた後に脱力して、腕を下ろします。これを3セットおこなってください。みぞおちあたりが楽になることを実感できるはずです。

手順❽　深呼吸

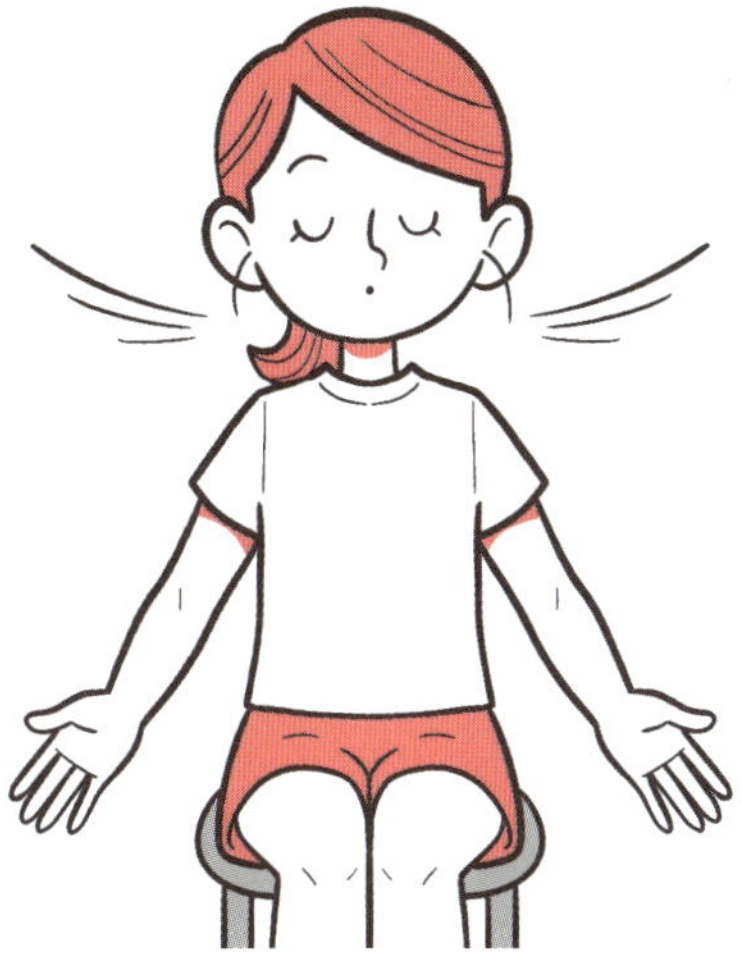

最後に深呼吸。これがとても大事で、深呼吸をすることで「お腹が楽になったな」と、脳が身体の感覚を共有するようになります。深呼吸は忘れずにおこなってください。

症状2

喉から息苦しい場合

背泳ぎストレッチ

10回

「喉がせまい感じで苦しい」「つばを飲むと違和感を感じる」といった喉の苦しさは、喉仏周りの筋肉の緊張が原因である場合が多いです。喉は揉んだりストレッチすると不快に感じる方も多いので、このストレッチで頸椎の7番目をほぐすことで喉を楽にできます。ここは首と胸のちょうど中間で、色々な筋肉が交差するエリア。首や肩の凝りがひどい人は、ここに原因があることも多いです。喉仏のちょうど反対側にあり、この場所をほぐすことで喉の緊張も緩和されます。

手順❶
真っ直ぐ正面を向く

姿勢良く立ち、
自分の目の高さにある
時計や絵を見ます。

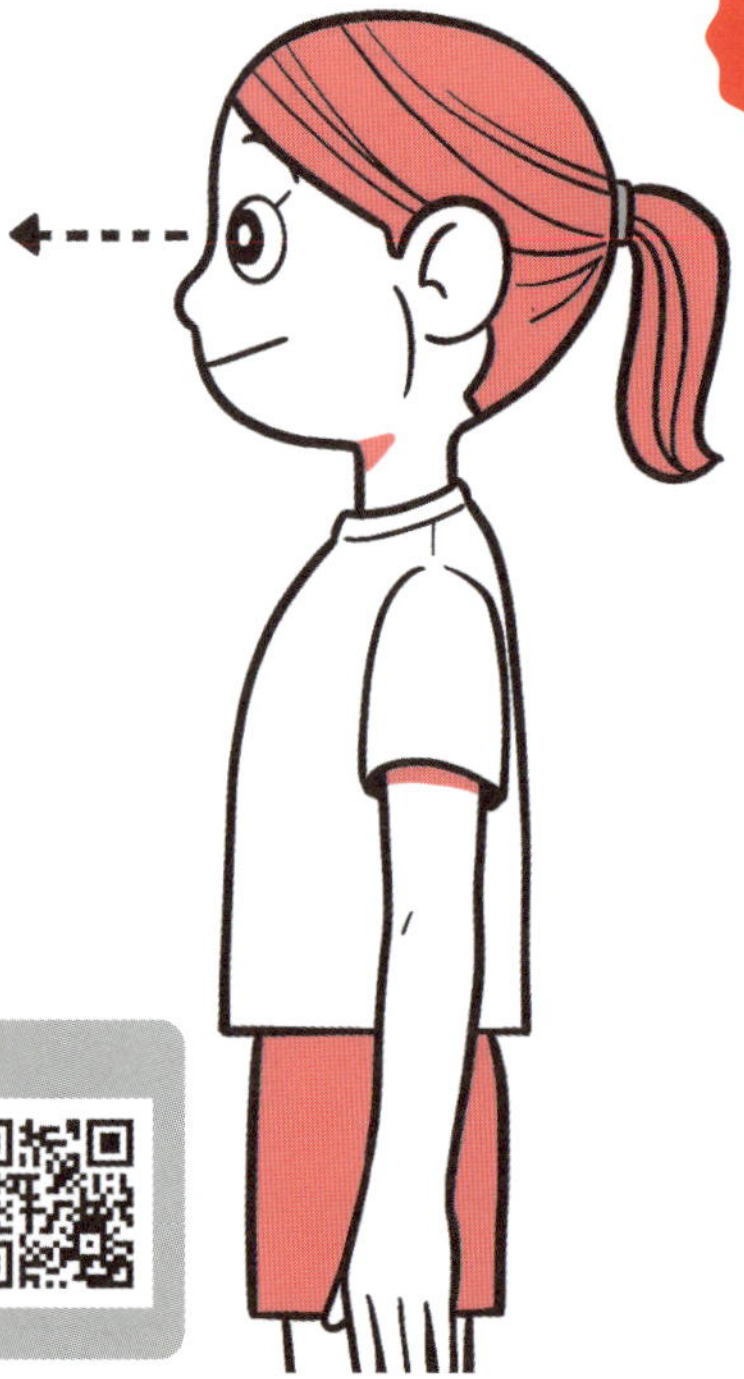

動画はこちら

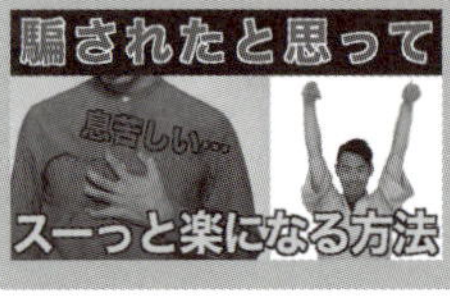
騙されたと思って
息苦しい…
スーっと楽になる方法

手順❷
左右の手を後ろ方向へぐるぐる回す

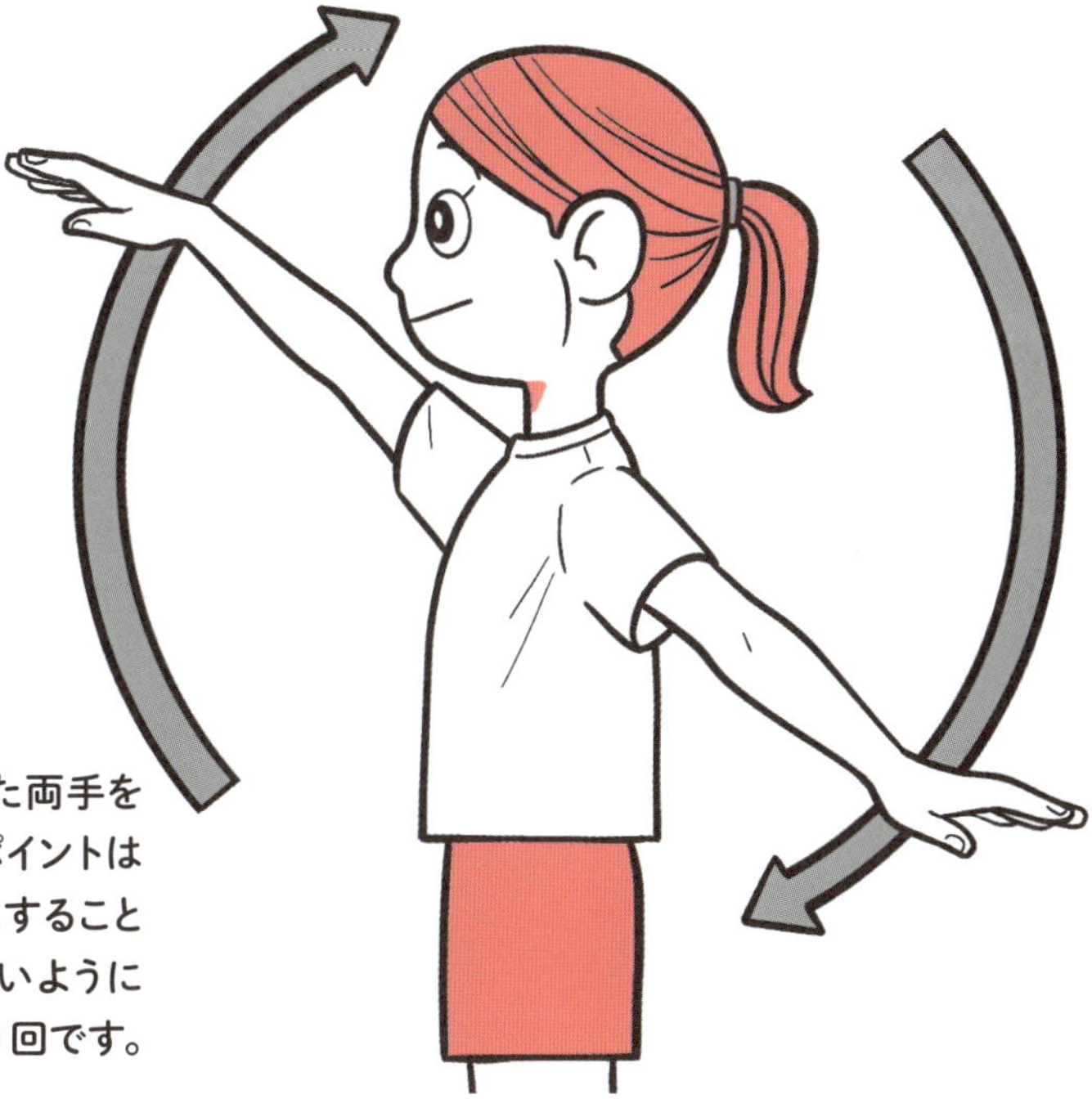

背泳ぎの要領で伸ばした両手を後ろ向きにかきます。ポイントはなるべく遠くにかくようにすることと、身体の軸がぶれないようにすることです。目安は10回です。

手順❸
深呼吸

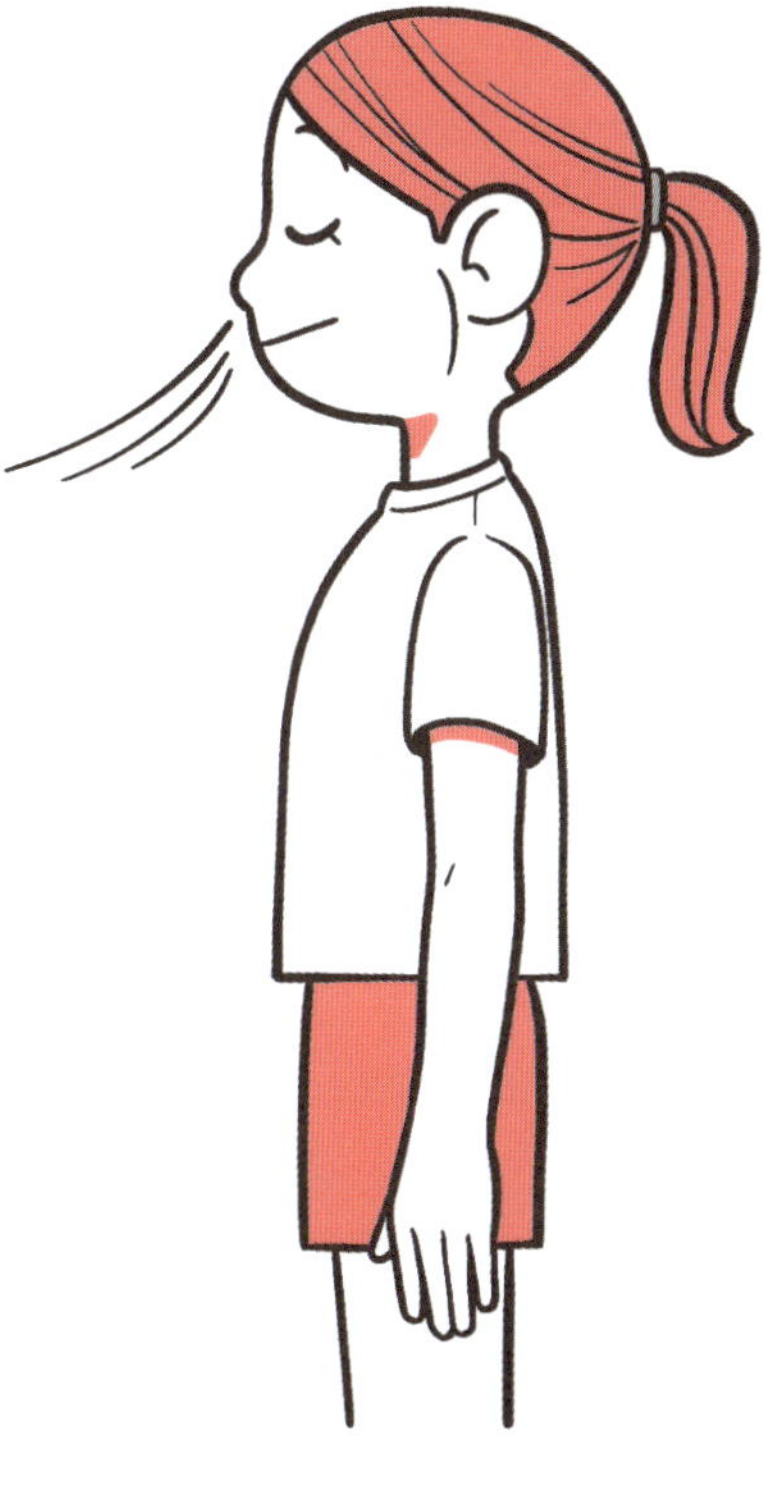

こちらも最後に深呼吸で締めます。頸椎の7番がほぐれたことを、深呼吸することで脳に教えてあげましょう。

症状3

胸から息苦しい場合

小胸筋ストレッチ

手順❶
小胸筋に手をあてる

鎖骨と肩の斜め下、指が4本くらい下のところに少し硬い部分があります。中でも押すと響く部分を探してください。見つかったら、そこを親指以外の4本の指を痛くない程度に押し当てましょう。

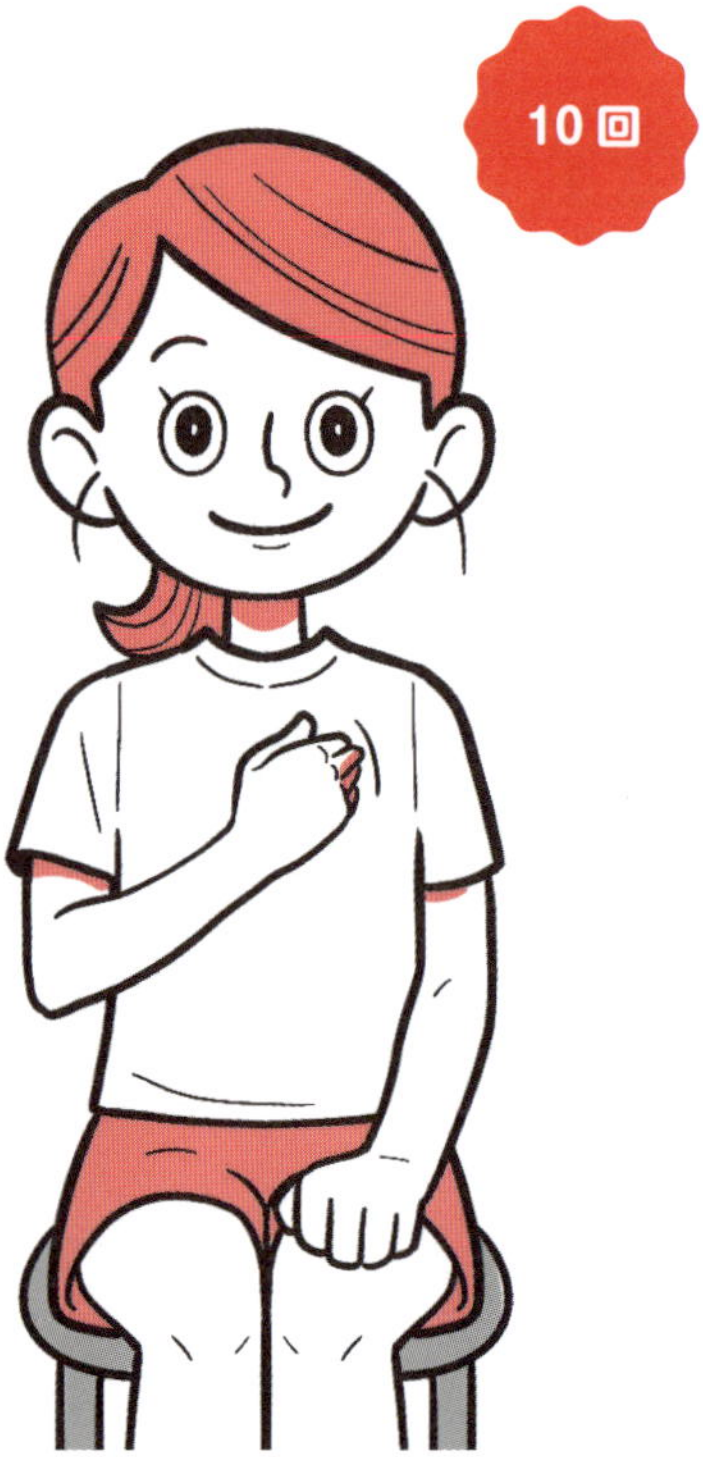
10回

動画はこちら

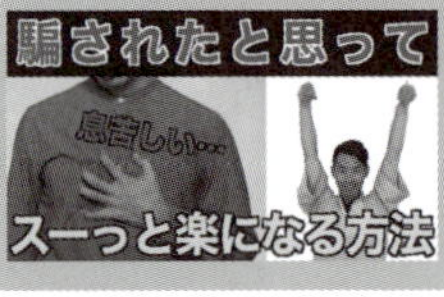
騙されたと思って
息苦しい…
スーっと楽になる方法

胸からくる息苦しさは、腕をよく使うことが原因である場合が多いです。仕事でよく腕を使う美容師さんや料理人の方、デスクワークが多い方、仕事以外でも育児やお孫さんの世話をされている方も腕をよく使います。

腕の疲れは胸の筋肉――特に小胸筋に影響します。小胸筋が硬くなると胸が広がらず、呼吸が深くできなくなってしまいます。ここから息苦しさを感じるようになることが多いので、ここで紹介するストレッチで小胸筋をほぐして呼吸を楽にしてあげましょう。

手順❷
そのまま肩を回す

指をあてた状態で肩を後ろに回します。胸が張る感じを確かめつつ、10回、回してください。肩を回している時も指で胸を押さえること。凝りを指で固定するイメージです。

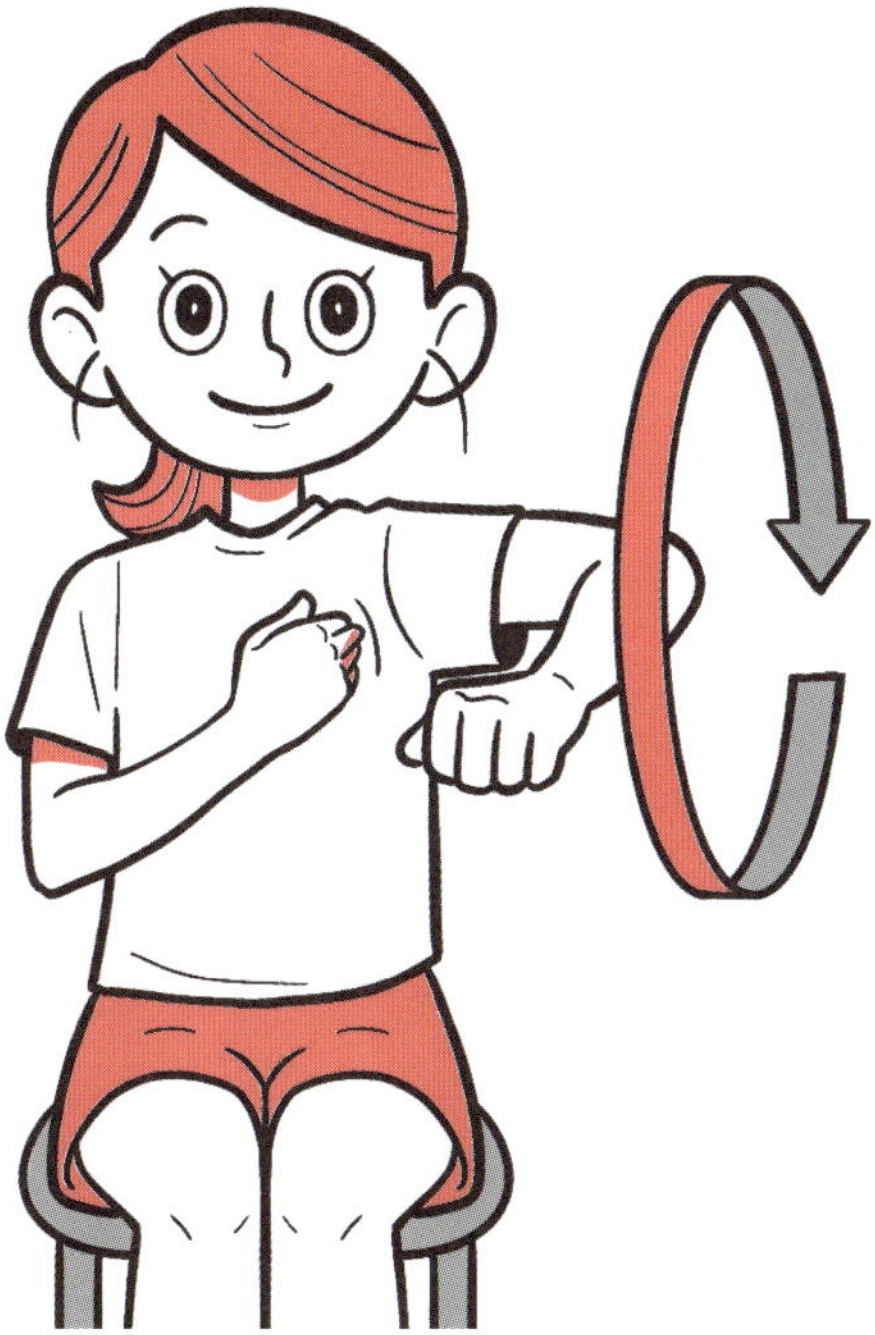

手順❸
深呼吸

最後の仕上げに深呼吸をして、終わりです。

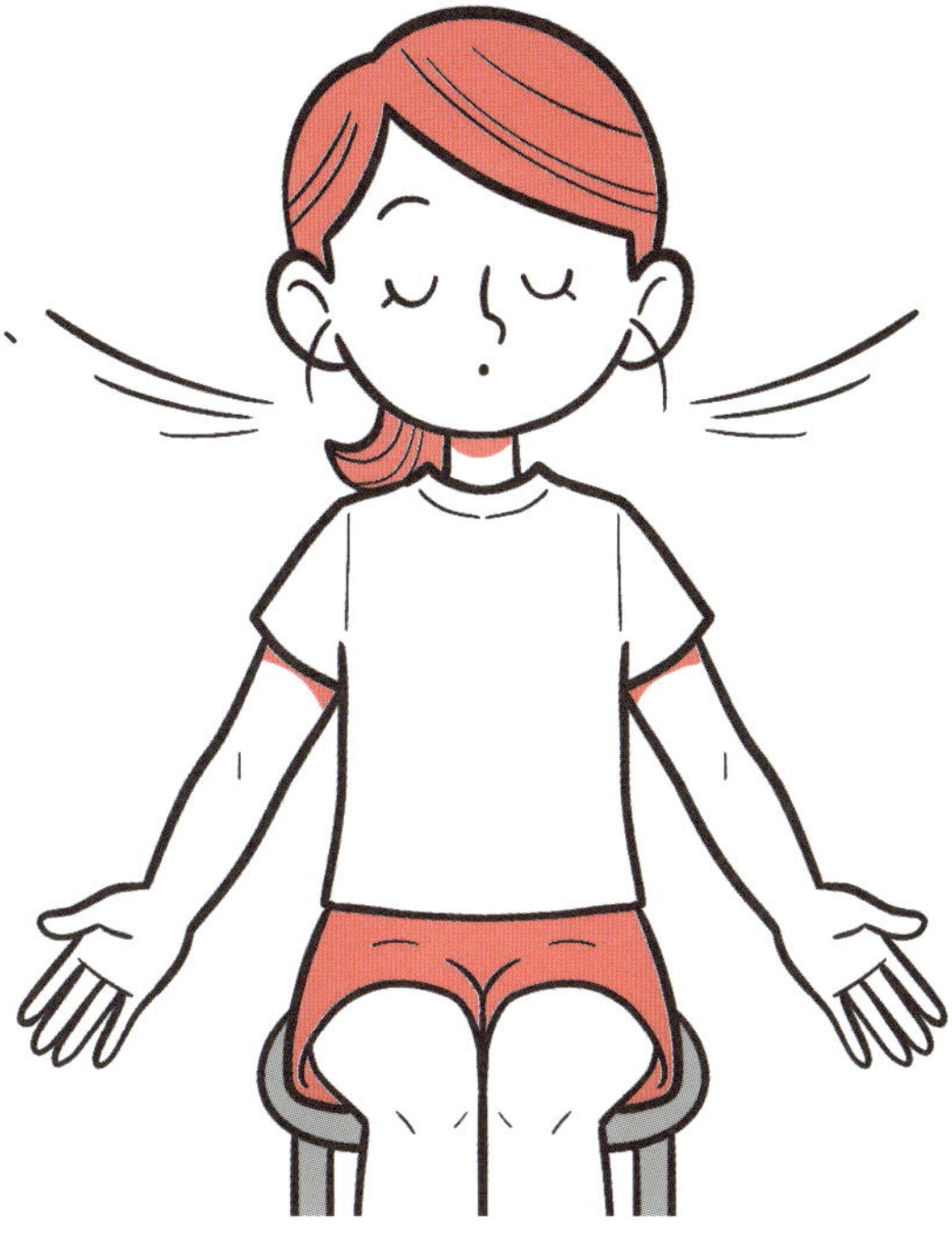

症状4

動悸がする 曲沢ツボ押し

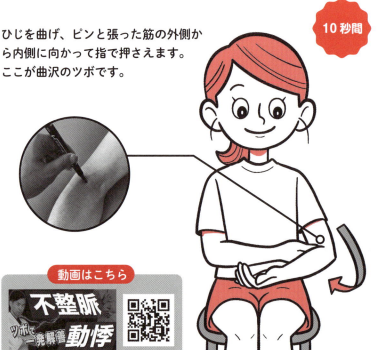

10秒間

手順❶
ひじを曲げ、ツボを押す

ひじを曲げ、ピンと張った筋の外側から内側に向かって指で押さえます。ここが曲沢のツボです。

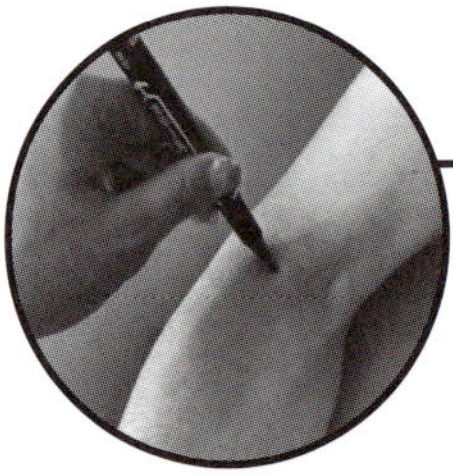

動画はこちら

急に脈が飛ぶ不整脈や、胸がバクバクする動悸。病院で検査を受けても「異常なし」と診断された経験をお持ちの方も多いのではないでしょうか。

不整脈や動悸の改善には、医師も推奨するように適度な運動が効果的。軽い散歩や家の中を少し歩くだけでも、症状が落ち着くことがあります。

しかし、電車内や人混みの中、仕事中など、身体を動かすのが難しい場面も多いですよね。そんな時でも簡単にできるのが、「曲沢《きょくたく》」のツボ押しです。

手順❷
ひじを伸ばす

指を曲沢のツボに当てたまま、ひじを伸ばします。

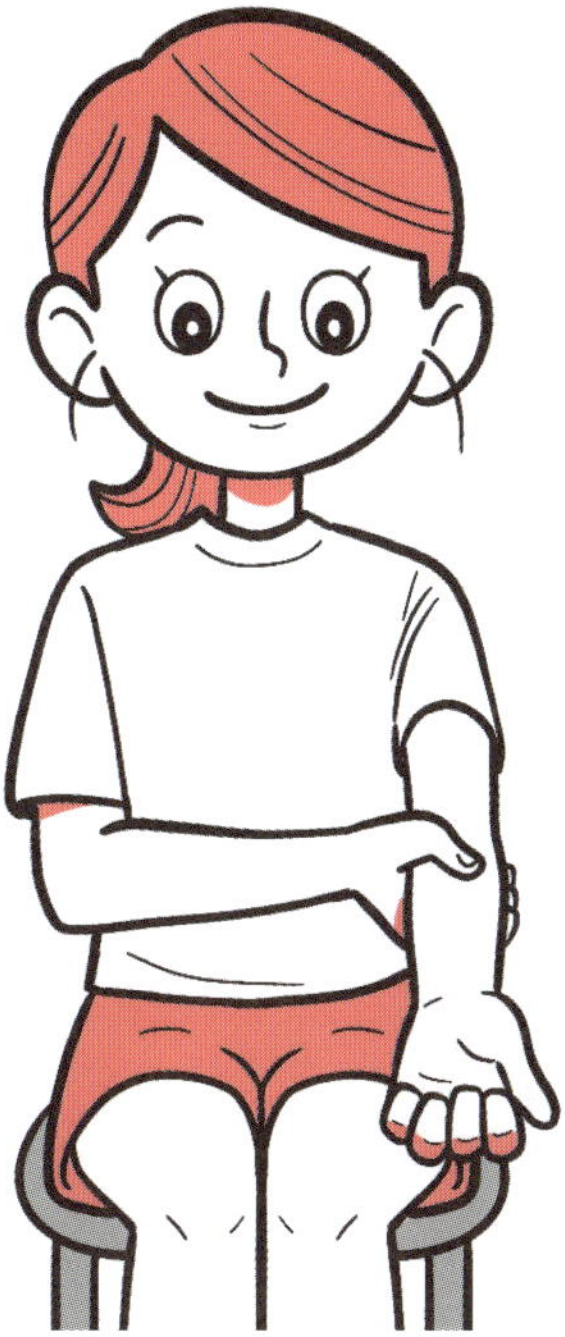

手順❸
腕を下ろして 10秒間

腕を下ろしたら、曲沢に当てた指を内側（身体の方）に向けて10秒押します。力加減は軽く押さえる程度です。この10秒の間に呼吸法も同時にやると良いでしょう。空気を軽く吸ったら、口はストローを咥えているように細くして、長く空気を吐き出します。

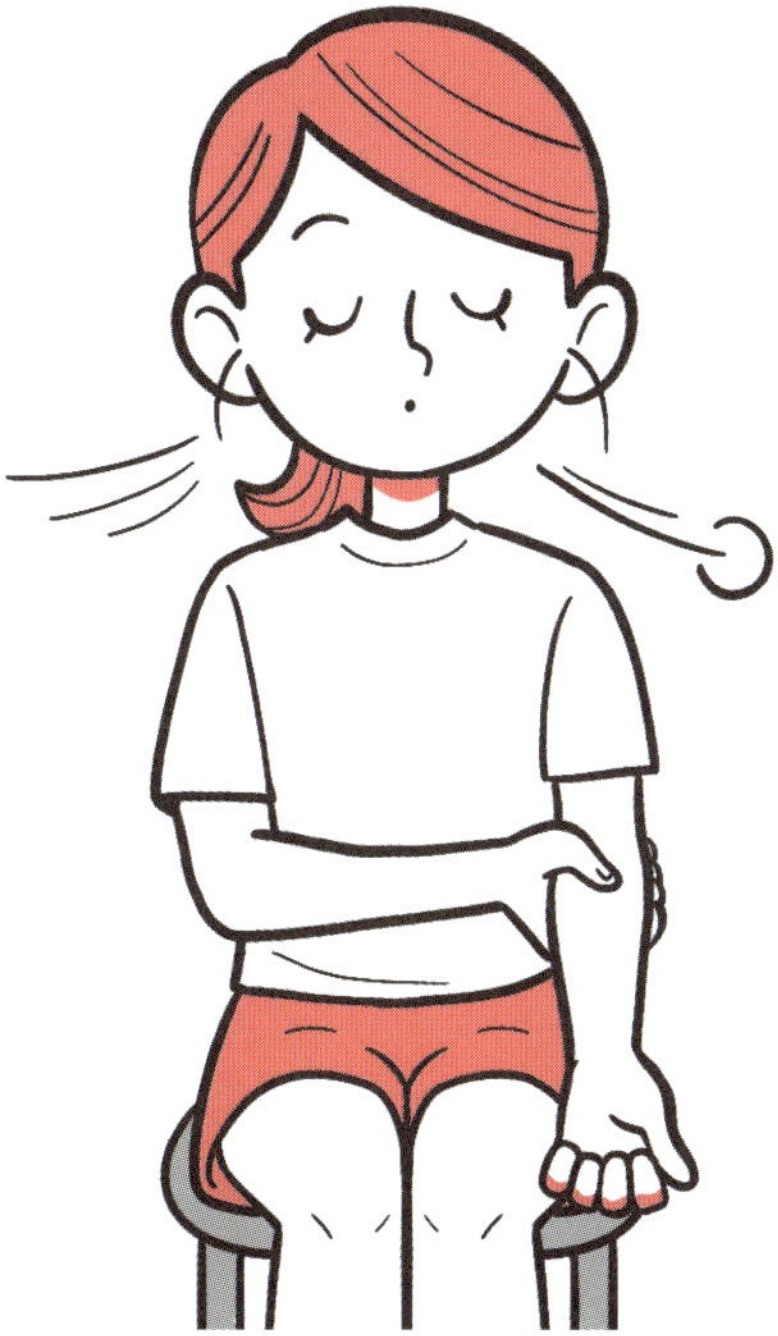

症状5

胸がソワソワ、ゾワゾワする

ニャンニャンストレッチ、小胸筋ストレッチ、曲沢ツボ押し

家にいる時も仕事をしている時も、いつも胸がソワソワ、ゾワゾワするような不快感がある。なのに、お医者さんでは異常なしの診断だし、薬を飲んでも治らない。

そのような気持ち悪さの原因は、みぞおちあたりや胸周辺の緊張が考えられます。不快感が胸の上部なら、小胸筋ストレッチが効果的。胸の下部ならニャンニャンストレッチで、場所がわからない時は曲沢のツボを押しましょう。

やり方は P.44、P.50、P.52 へ

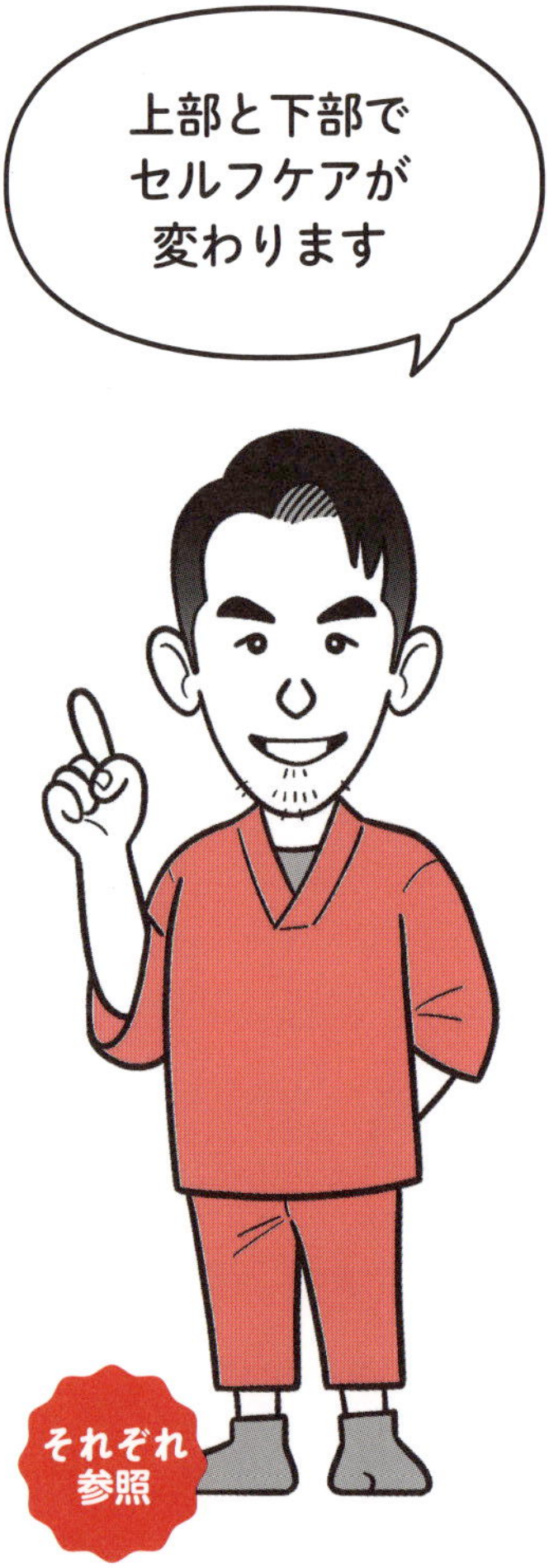
上部と下部で
セルフケアが
変わります
それぞれ
参照

動画はこちら

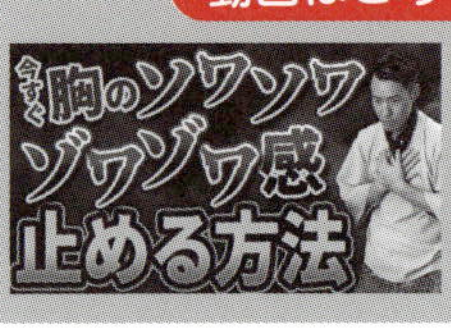

症状6

吐き気がする（会食が怖い）、気持ち悪い

ニャンニャンストレッチ

「会食恐怖症」というものをご存じでしょうか？

食べようと思うと気持ち悪くなったり、吐き気がしたりすることから外食へ行くのが怖くなることです。

この会食恐怖症も、みぞおちやお腹周辺の筋肉が緊張して不快に感じるのが原因と言われています。ニャンニャンストレッチでしっかりとほぐせば改善に向かいます。

やり方は P.44 へ

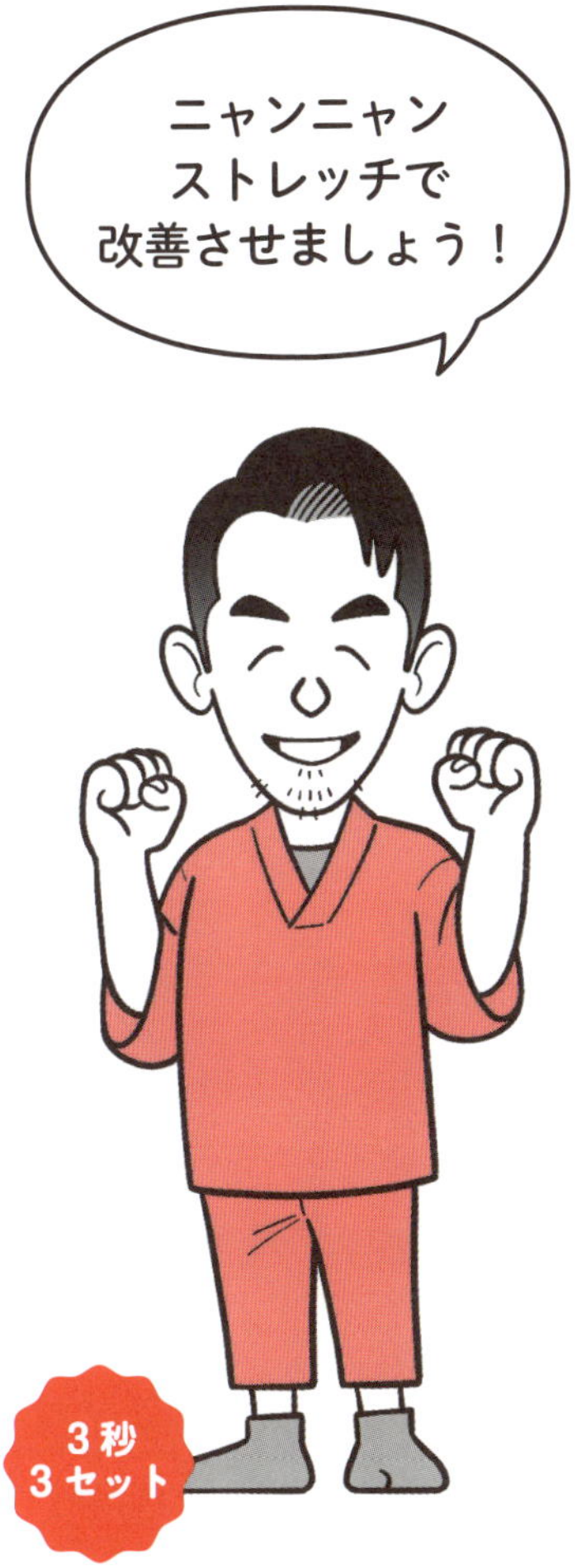
ニャンニャンストレッチで改善させましょう！
3秒
3セット

動画はこちら

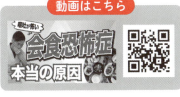

症状7

空気を飲んでしまう、ゲップが止まらない
ニャンニャンストレッチ

呑気症の原因はみぞおち周辺の筋肉が硬くなり、呼吸を助ける横隔膜の動きが制限されることにあります。そのため、空気を飲み込みやすくなり、ゲップなどの症状が現れます。呑気症は、寝ている時でも、立っている時でも、座っている時でも発生する可能性があります。ニャンニャンストレッチを日々の習慣に取り入れることで、横隔膜の柔軟性を高め、症状の改善を目指しましょう。

やり方は P.44 へ

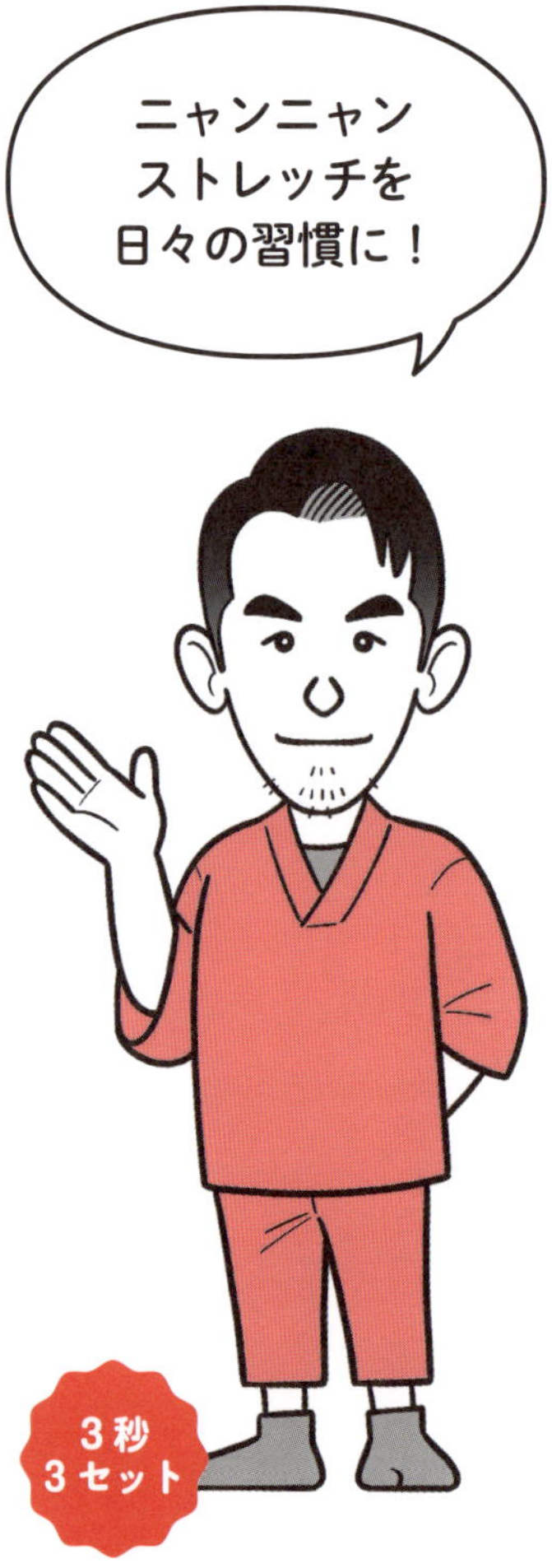
ニャンニャンストレッチを日々の習慣に！
3秒 3セット

動画はこちら

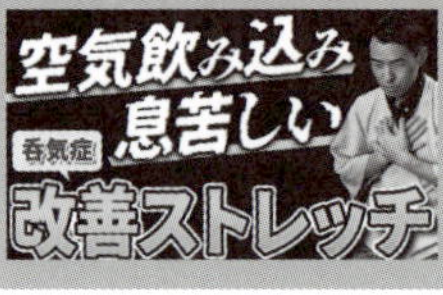

症状8

咳が止まらない
小胸筋ストレッチ

風邪や新型コロナウイルスにかかったあと、病院ではもう問題ないと言われたにも関わらず咳がなかなか止まらない。夜、寝てからも咳に悩まされ、発作のように何度も目が覚めて、辛い思いをしている方も多いのではないでしょうか。

咳が止まらない一因は、咳をしすぎたことにより胸のあたりが硬くなってしまったのが原因。小胸筋をストレッチして筋肉をゆるめれば、咳もかなり良くなります。

やり方はP.50へ

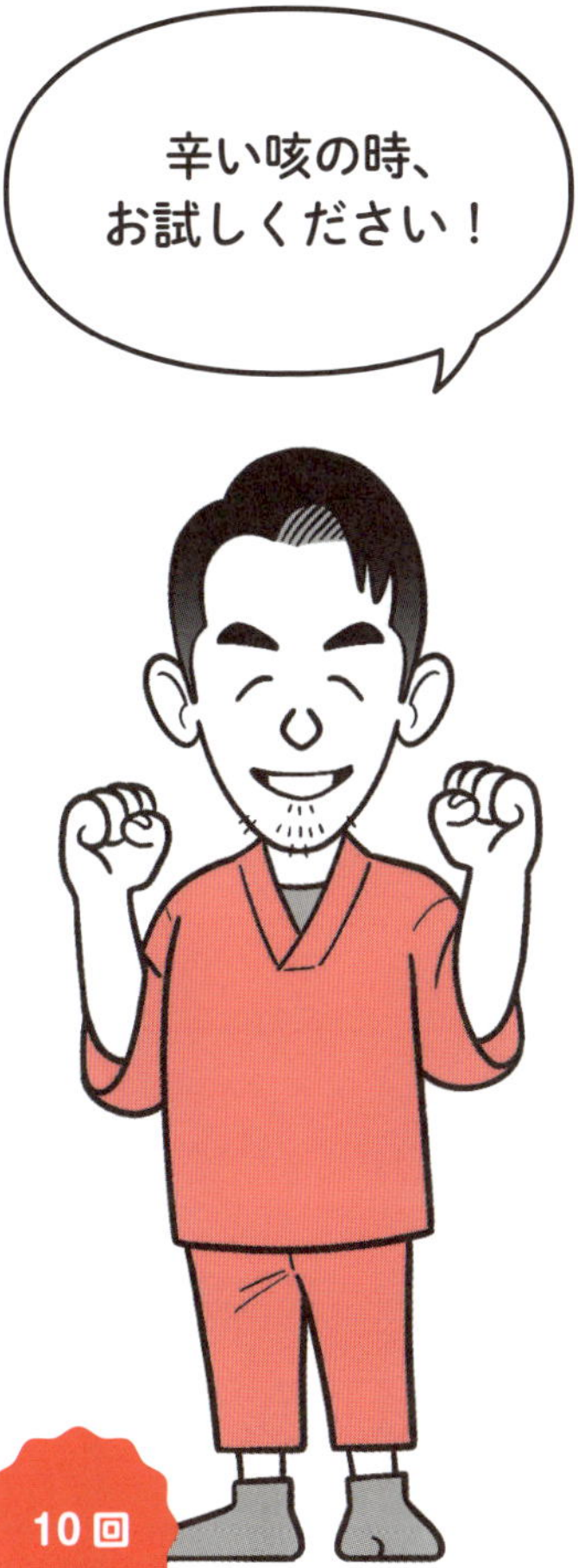
辛い咳の時、
お試しください！

10回

動画はこちら

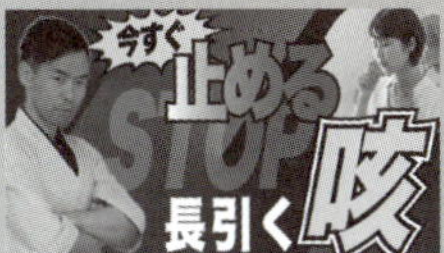
今すぐ
止める
STOP
長引く
咳

症状9

咄嗟の過呼吸、パニック発作の時①

超呼吸法

1〜3回

手順❶
立った姿勢で両足の「ハ」の字にする

足を肩幅くらいに広げて立ち、両足のつま先が「ハ」の字になるようにします。

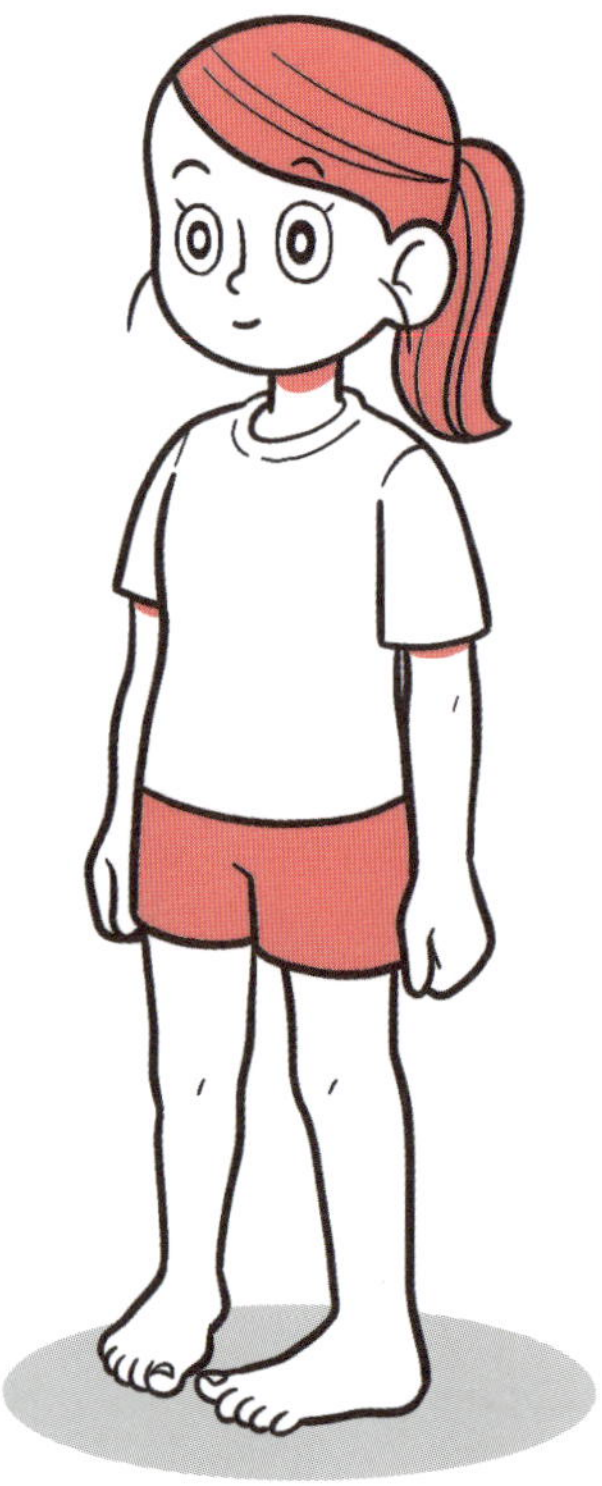

動画はこちら

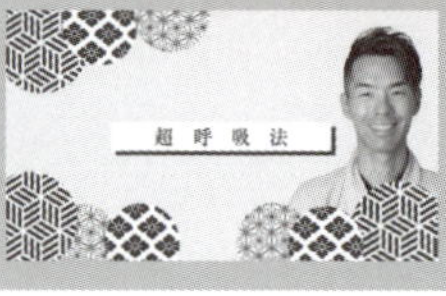

パニック発作などで悩む方には、苦手な場面に接すると、そこから呼吸が乱れて苦しくなってしまう方が多くいます。また、普段の姿勢の姿勢の悪さが呼吸を阻害し、パニック発作が起きやすくなります。こうした身体の不調は外出への不安を増幅させ、人との交流を避けがちになり、孤立と更なる不安を招きます。

第3章の姿勢改善で呼吸は楽になりますが、外出が不安な方には、とっさの時に超呼吸法が効果的。瞬間的に呼吸が楽になり、パニックの症状が和らぎます。

手順❷
前屈し、鼻から大きくまたは口から息を吸う

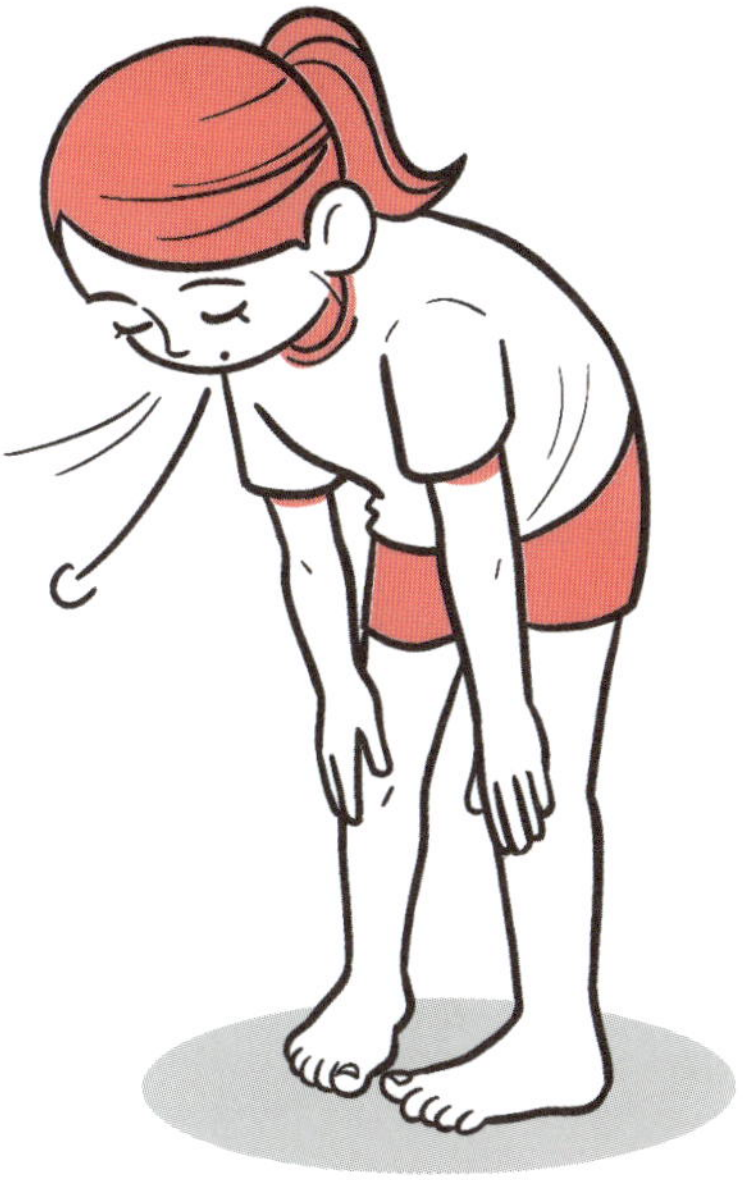

全身から力を抜いたら、手がひざに届くくらいまで前屈。大きく息を吸います。

手順❸
身体を起こし、息を吐く

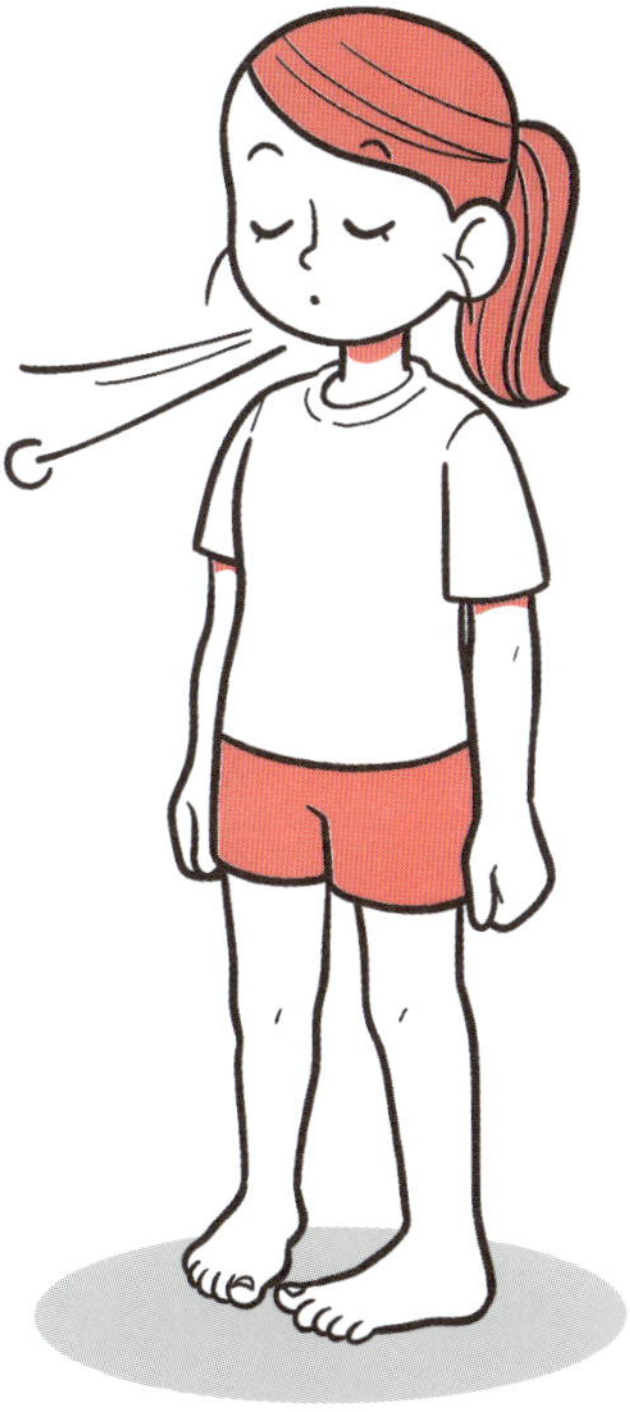

息を吸いこんだまま身体を起こしたら、口または鼻から息を吐き切ります。

症状9

咄嗟の過呼吸、パニック発作の時②
（身動きが取れない場合）

仏の呼吸法

1〜3回

手順❶
手を下ろした状態からスタート

座った状態でも立った状態、寝た状態（MRIなど）でもできるセルフケアです。

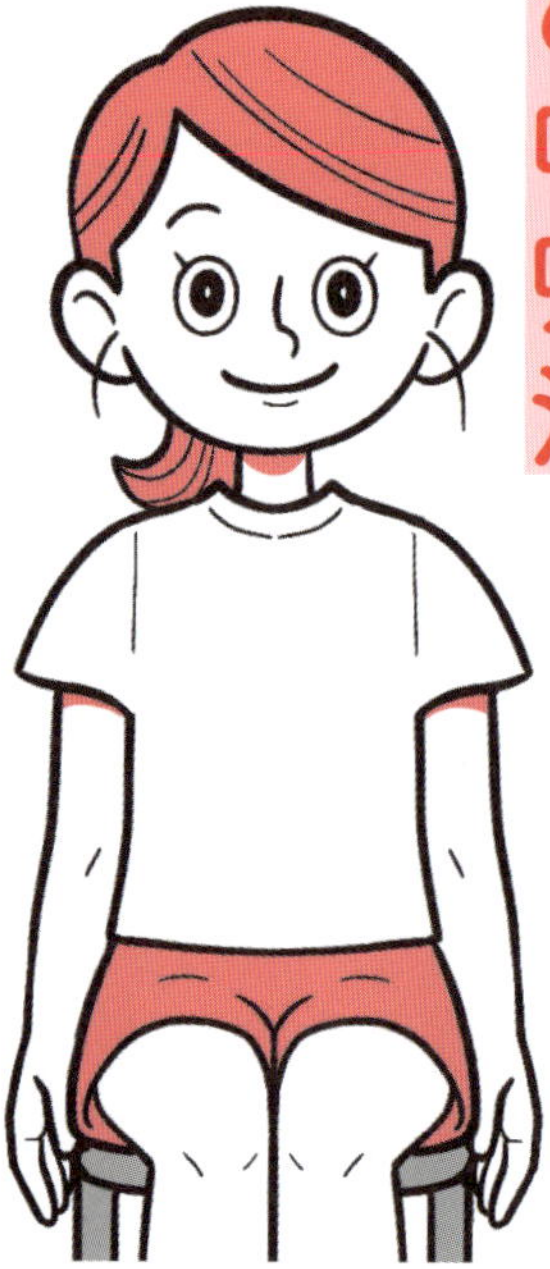

動画はこちら

電車やMRIなど身動きがとれなかったり、人目が気になり超呼吸法ができない時は、「仏の呼吸法」を試して下さい。これは手と口元を動かすだけ。大きな動きをする必要がないため、場所を選ばず気軽にできます。思惟手《しゆいしゅ》（仏の手）と呼ばれる形を両手の親指と薬指で作り、他の指を伸ばした状態は、仏様の手と同じです。このポーズだととても呼吸がしやすく、これに私の一作目の著書『パニックくんと不安くん』で好評だったスリーステップの呼吸法をミックスしたセルフケアです。

手順❷

親指と薬指をつけて輪をつくり（思《し》惟《ゆい》手《しゅ》）胸を開く（張る）

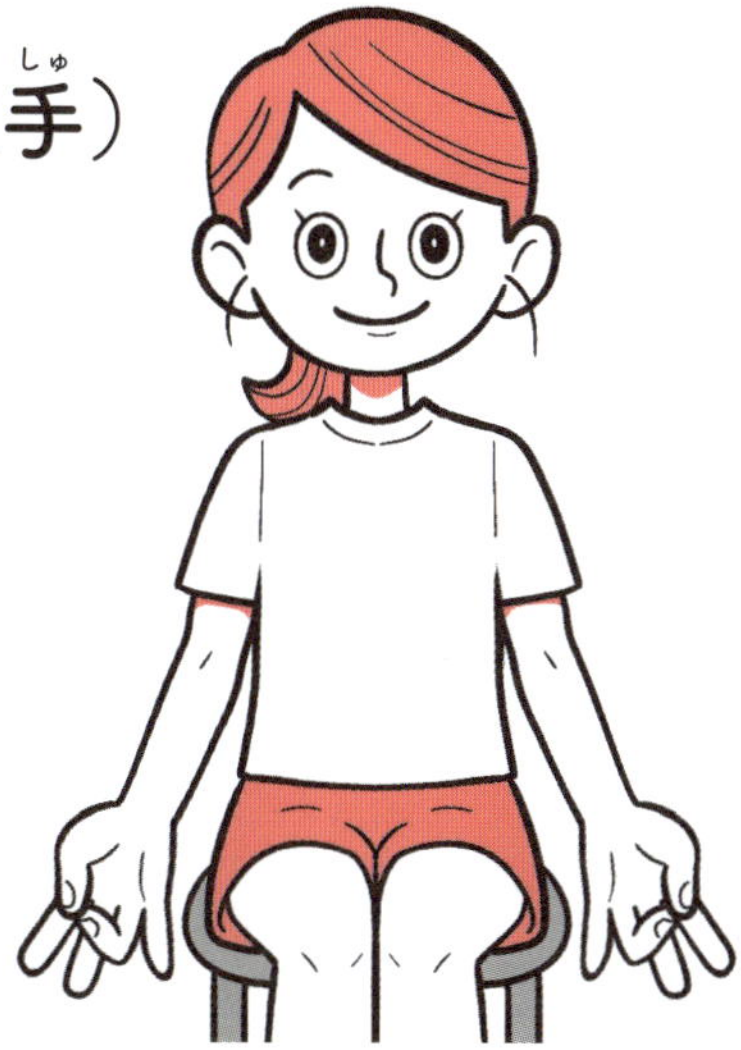

両手とも、親指と薬指をつけて輪を作ります。他の指はピンと伸びた状態にして、手の平が前を向くようにして、胸を張ります。

手順❸

口をすぼめて息を吐く

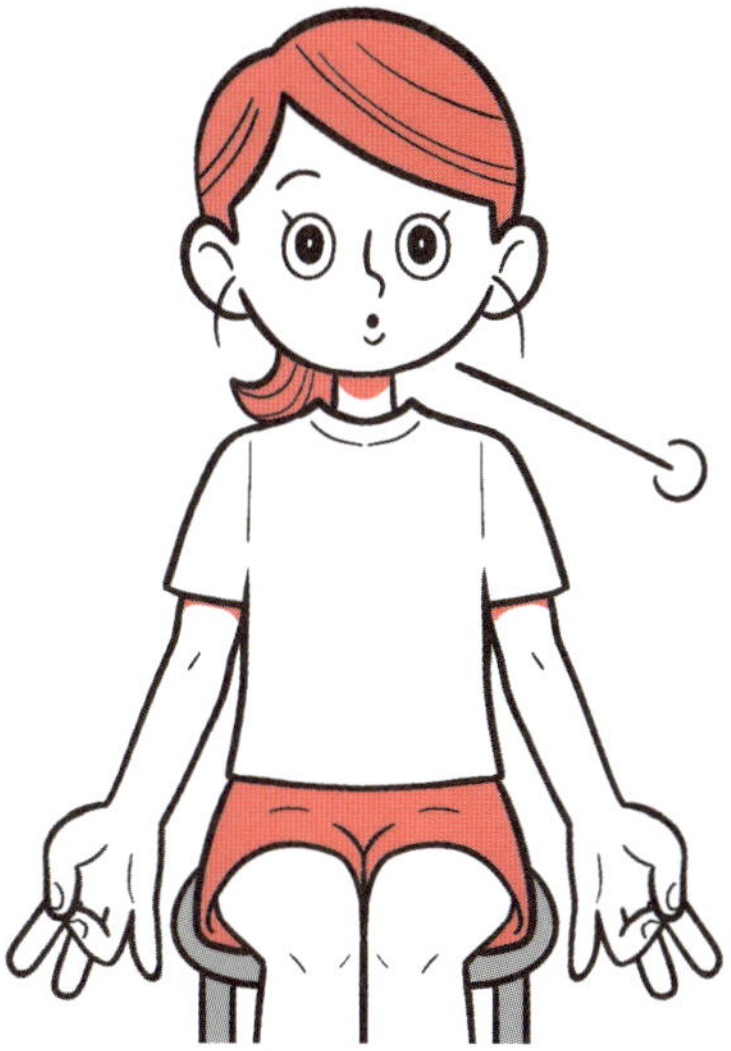

息を軽く吸って吐きます。吐く時はストローをくわえたような細い口で、長く吐くことが大事。１回で吐き切れない時は２回で吐き切ります。最大３回まで分けて大丈夫です。息を吐き切ったら空気を自然に吸って構いません。

COLUMN

コラム

まずはやれることを大事にする②

息苦しくなる方は、とても真面目な方が多いように思います。仕事に家事に、完璧を目指してがんばり、ご自身よりも他者を優先して考える、本当に素晴らしい方々です。悪く言えば、他人に尽くしすぎて自分を犠牲にする傾向があると言えるかもしれません。

そんな方々にこそ、**「自分の身体を大切にしましょう」**というメッセージを伝えたいと思っています。私たちの身体は、例えるなら一生に一度しか乗ることのできない車のようなものだと思ってください。新車であれば、多少荒い運転をしても簡単には壊れません。しかし、時が経つにつれて故障は起きてきます。故障が増えたら車はパーツ交換できますが、私たちの身体はそう簡単ではありません。車は故障が目立ったら、新車に乗り換えるという選択肢があります。

でも、身体はそうではないですよね。その身体で生涯を過ごさなければなりません。身体を乱暴に扱えば、どんどん悪くなっていきます。年をとれば、当然、衰えます。

ですが、皆さんはご自身の身体をきちんとケアしてきたでしょうか？大切な愛車のように、定期点検をしてきたでしょうか？　多くの人が、自信を持って「はい」とは言えないでしょう。かくいう私もそうです。

私は25歳の時に目の難病を患いました。これは天から降りてきた不幸かといえば、そうではありません。25歳までの間、私は身体に無理をさせ続けてきました。サラリーマン時代には朝まで飲み歩き、翌日はふらふらしながら仕事をしたことも一度や二度ではありません。

それでも若い頃は「まだ大丈夫だ」と思っていました。エナジードリンクやコーヒーを飲めば、また元気になると思っていました。私は筋トレやスポーツが好きだったので、どちらかというと健康には自信がありました。健康診断で再検査の項目が出たり、悪い面を指摘されたこともありませんでした。

目の難病が見つかり、はじめて鍼治療を受けた際に「首の凝りがひどいですね」と言われました。驚きました。自分の身体に「凝り」があるなんて、思いもしなかったからです。

自分の身体を大事にしていなかった私は、今の自分の状態をまったくわかっていませんでした。自分の身体の声に耳を傾けることも、もちろんありませんでした。だからこそ、難病になってしまったのかもしれません。体力に自信があっても、疲れを溜め込み、自分の身体を犠牲にして生活していると、病気になってしまいます。皆さんには、自分の身体にもっと興味を持って、自分の身体と向き合ってほしいと思っています。

無理をすればするほど、身体はどんどん悪くなります。家族のため、そして周りの人のためとがんばることは、本当に素晴らしいことだと思います。ですが、それだけではいけません。もっと自分の身体をいたわって生活を送ってほしいと心から願うばかりです。

人間、何かをするのに遅すぎるということはありません。ですが、年を取ってからこれまで蓄積してきた身体の不調を取り戻すには、それなりに時間がかかります。できる限り早い段階で、もっと言えば、辛い症状が起きる前に改善へと向かうアクションを起こすようにしましょう。

第　3　章

身体を整え
息苦しさを改善する②
～息苦しさを根本から
改善するセルフケア～

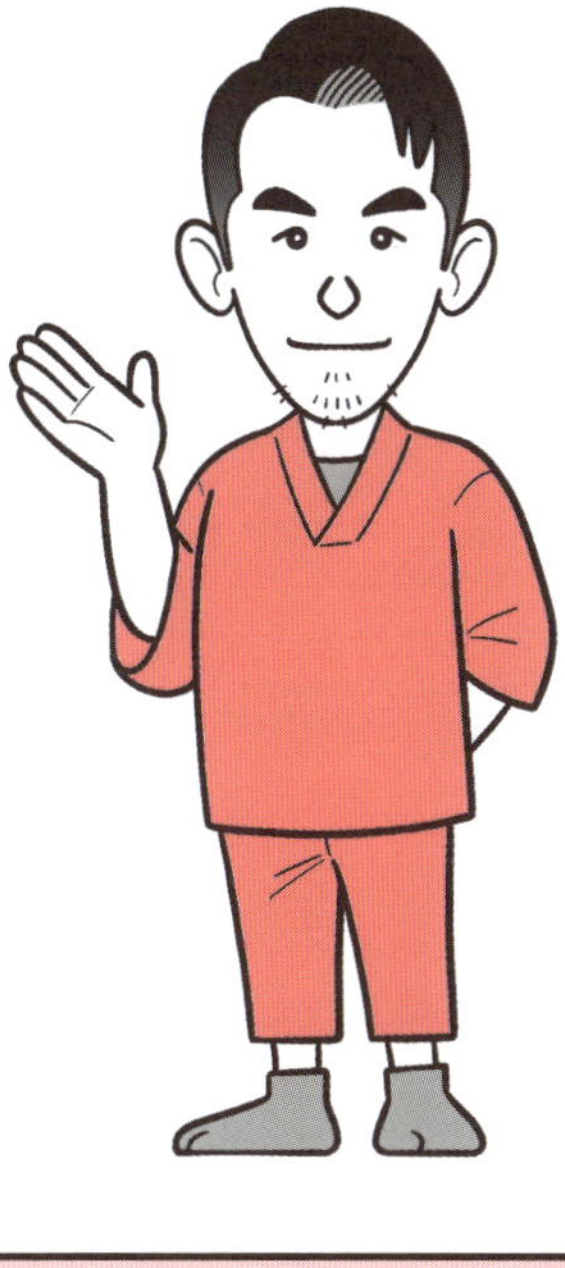

息苦しさの根本原因は「姿勢」

第1章では「息苦しさとは何なのか？」「どんな人がなって、どんな症状があるのか？」ということについて説明しました。そして第2章では、その息苦しさを今すぐラクにするためのストレッチなどを動画つきで紹介しました。では、この第3章では何を解説していくかというと、「息苦しさを根本改善する方法」についてです。

病院でも原因が見つからない息苦しさというのは、普段の姿勢の悪さが原因である場合が多いです。姿勢が悪くなると、どうして息苦しくなるのか。図解にしましたので、左ページをご参照ください。

この悪いスパイラルに陥ってしまう前に姿勢を正す。そして息苦しさが起こらないようにしましょうというのが、これから始まる第3章のテーマです。

さて、図解の内容をもう少し掘り下げていきましょう。姿勢が悪いと呼吸筋が緊張するのは、どのようなメカニズムかわかりますか？

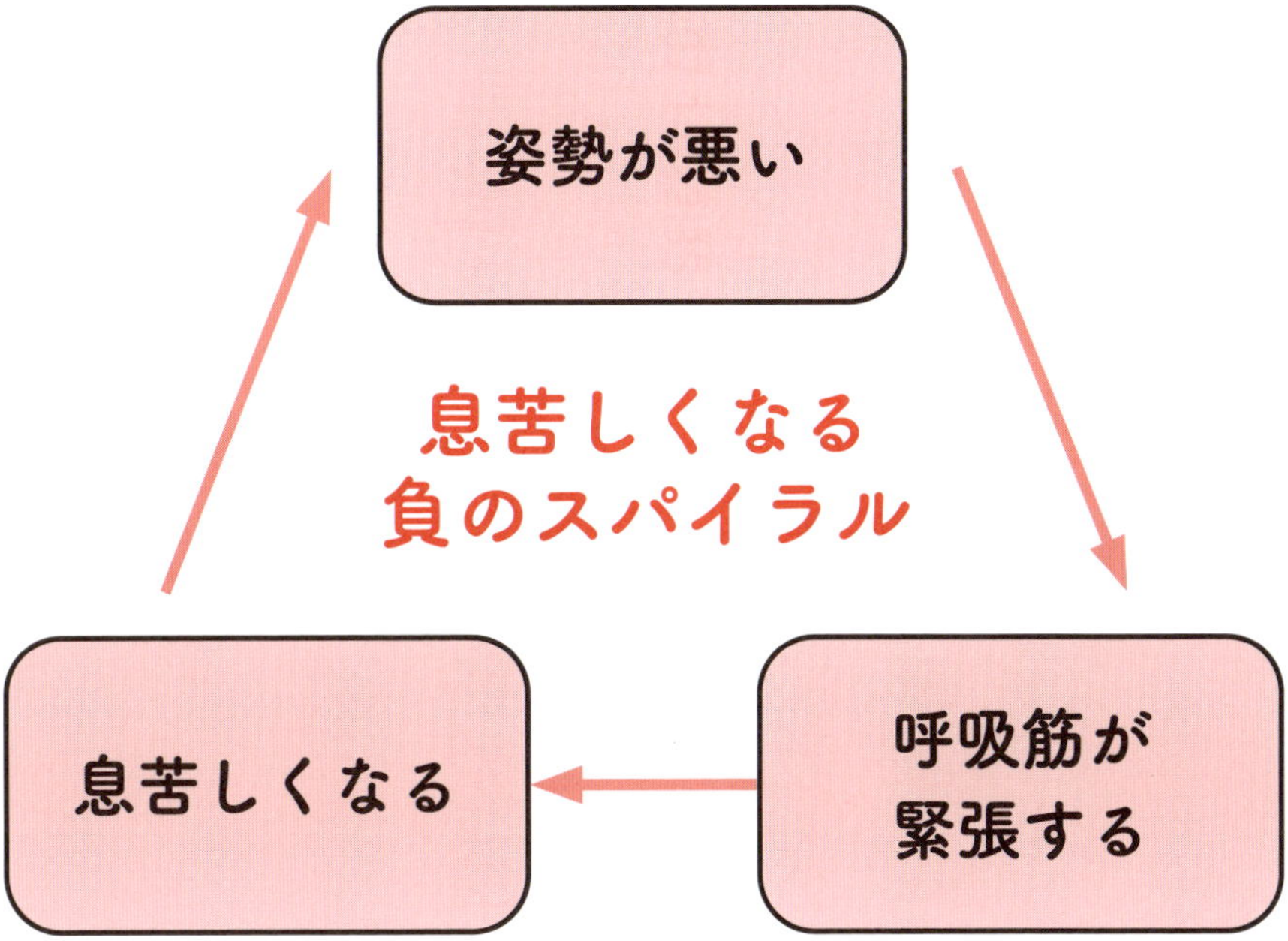

「姿勢が悪い」というとイメージしやすい猫背を例にして説明しますね。

猫背の人を真横から見ると、骨盤が後ろに倒れているのがわかります。骨盤が倒れてくると、人体の構造上、頭と首が下がりやすくなり、「C」の字のような形になります。

この頭と首は、どんどん下がっていきます。猫背のままだと、どこまでも下がって、自分の股間方向が見られるくらいまで下がってしまう人もいます。

では、首が下がるとどうなるか。喉やみぞおちのあたりに圧迫感を感じるようになります。皆さんも猫背になって、頭をぐーっと下げてみてください。喉や胸元が苦しくなってくるはずです。

首が下がってくる弊害は他にもあって、その一つが胸を張れなくなるということ。猫背の状態で胸を開こうとしても開けませんよね。胸が張れないと、肩と腕が内側に入っていきます。いわゆる「巻き肩」と呼ばれる状態です。こうなると胸の筋肉も硬くなってしまいます。

骨盤が後ろに倒れただけなのに、頭、首、喉、みぞおち、胸が緊張状態になってしまいます。息苦しさはなぜ起こるのか、覚えていますか？　そう、肺を取り囲む呼吸筋がちゃんと伸び縮みできないので呼吸が浅くなって、苦しくなってしまうからですよね。

こうなってしまうと、腹式呼吸もうまくできません。呼吸について少しでも学んだことがある方は、横隔膜が働く腹式呼吸をご存じかと思います。呼吸で取り込む空気の量を増やすためには、この横隔膜の働きが欠かせません。

横隔膜がしっかり下がることで呼吸はスムーズになりますが、姿勢が悪くお腹が圧迫されている状態だと、横隔膜がうまく下がれなくなってしまいます。

横隔膜の動きが悪くなると肺が広がらなくなり、やはり息苦しさを感じてしまうのです。

これが姿勢の悪さから息苦しくなる人の、最も多い典型的なタイプであると、私は分析

猫背

猫背の原因は骨盤が後ろに倒れること。骨盤が倒れると、頭と首が下がりやすくなって、横から見ると、アルファベットのCのようになる。このままの姿勢が続くと頭と首は更に下がり、目線は股間方向を向くまでになってしまいます。

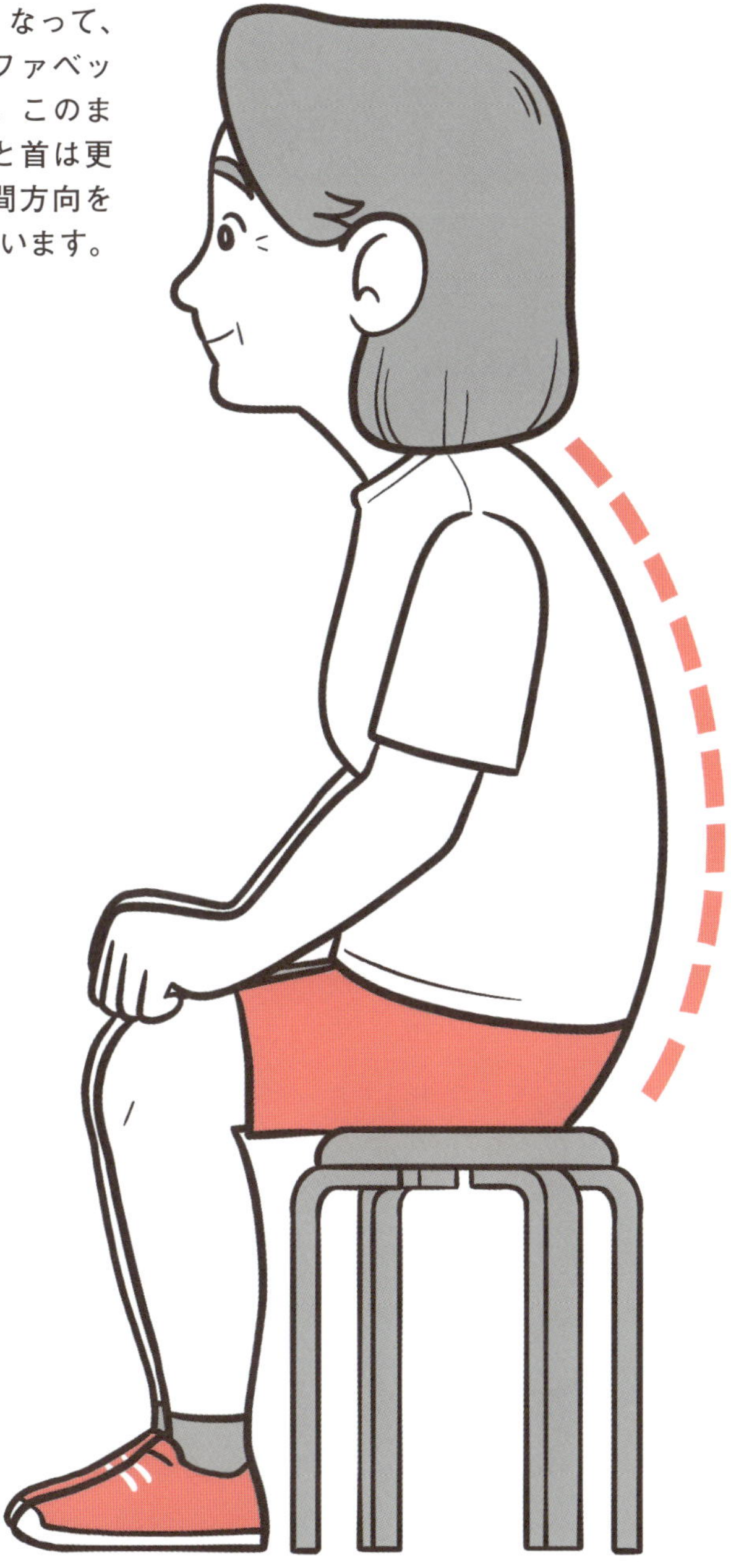

しています。

ところが中には、「普段から姿勢には気をつけているのに、息苦しさがあるんです」と悩んでいる方もいらっしゃいます。

こういう方は猫背ではなく、反り腰タイプが多いです。背筋が伸びた良い姿勢のように見えますが、こちらは骨盤が前に倒れた状態。これも正しい姿勢とは言えません。

反り腰になると、どこに影響が出るかわかりますか？　答えは背中です。背骨を挟むようにして伸びている脊柱起立筋という筋肉がピンと張ってしまっているケースが多々あります。

呼吸をする時は胸の筋肉がよく動きますが、脊柱起立筋も同時によく動きます。反り腰がひどくなると、脊柱起立筋だけでなく広背筋など背中全体が緊張状態になってしまいます。

つまり、骨盤の位置は後ろ過ぎてはいけないし、かといって前過ぎても良くない。良い姿勢をキープするために背筋を伸ばそうとする方も多いのですが、それが行き過ぎて反り腰にならないよう注意が必要です。

姿勢から来る息苦しさの代表格。猫背、反り腰に続く三つめが「ねじれタイプ」です。

反り腰

普段から姿勢は気にしているのに、どういうわけか息苦しい。そういう方に多いのが反り腰。骨盤が前に倒れているせいで、背骨に沿って伸びる脊柱起立筋が常に緊張している状態になっています。

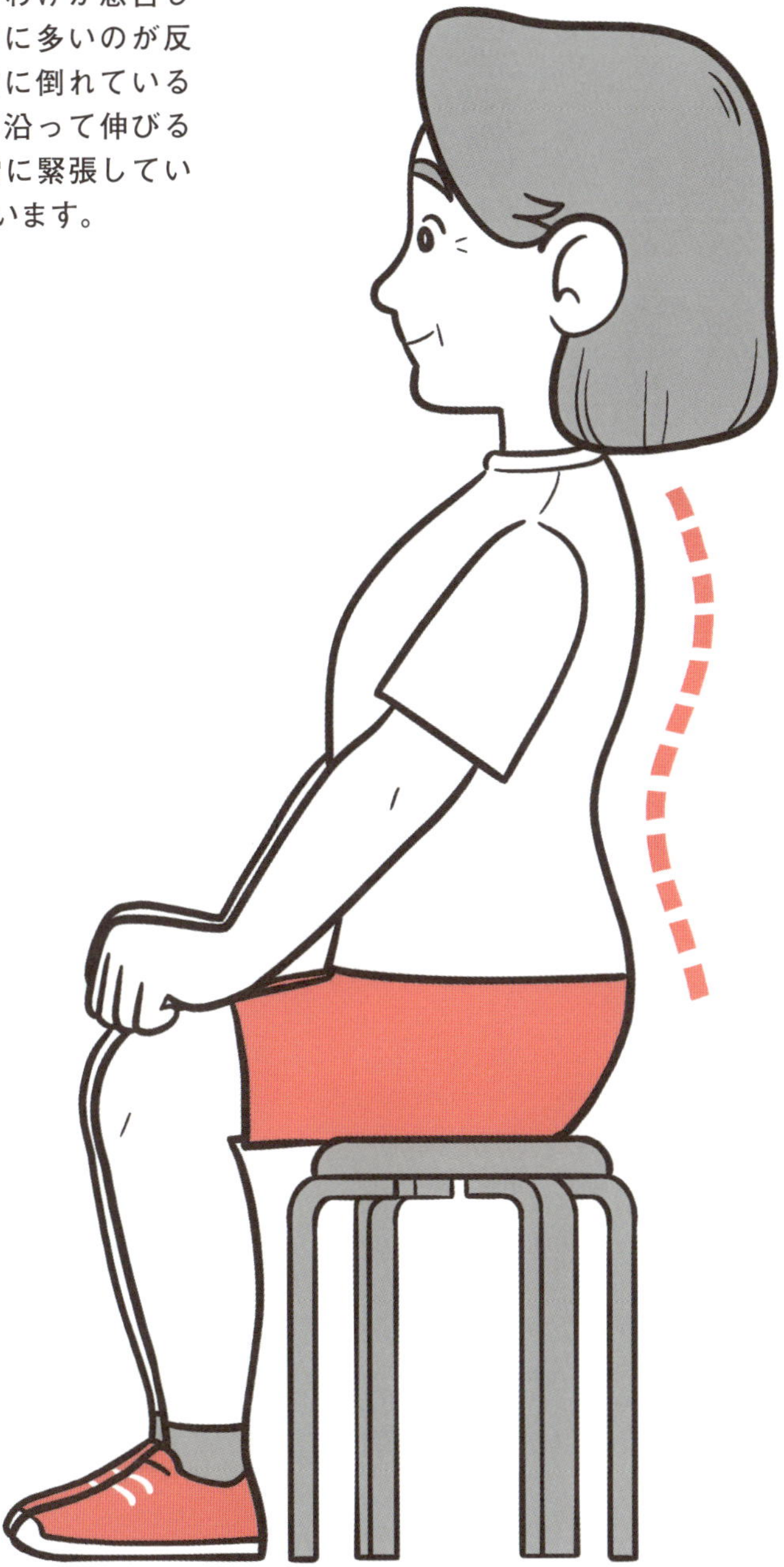

骨盤は前でも後ろでもないけど、身体がねじれるように傾いてしまっている状態です。

日中、同じような作業を繰り返している方や、デスクワークで長時間パソコンを操作している時に無意識に足を組んでしまっている方など、常に左右どちらかに重心がかかっているタイプです。肩こりに悩む方は非常に多いですが、両肩ではなくどちらか一方が凝っているケースも多いです。仕事や家事、リラックスしている時でも、現代人には習慣となっている動きがあり、同じ筋肉を多用してしまうクセがあることが多く、どうしても姿勢は乱れてしまいます。

次のページからは「猫背タイプ」と「反り腰タイプ」に向けた、身体をほぐすストレッチを紹介していきます。

「ねじれタイプ」だけ――つまり、姿勢は良いけどねじれだけあるという方はあまりいないので、猫背か反り腰のストレッチを行って、筋緊張のバランスが取れてくると、いつの間にかねじれも解消されていきます。

ストレッチはあまり強くやらず、痛気持ちいいくらいでゆったりとやっていきましょう。大切なのは、継続することです。一日ほんの数分で構いませんので、楽しみながら続けていきましょう。

ねじれ

身体に「ねじれ」があるせいで息苦しくなる方も多くいます。左右どちらかに重心がかかって、身体が傾いている姿勢のことです。ネイリストさんなど同じ作業を繰り返している方や、デスクワークで足を組んでしまう方に多いです。

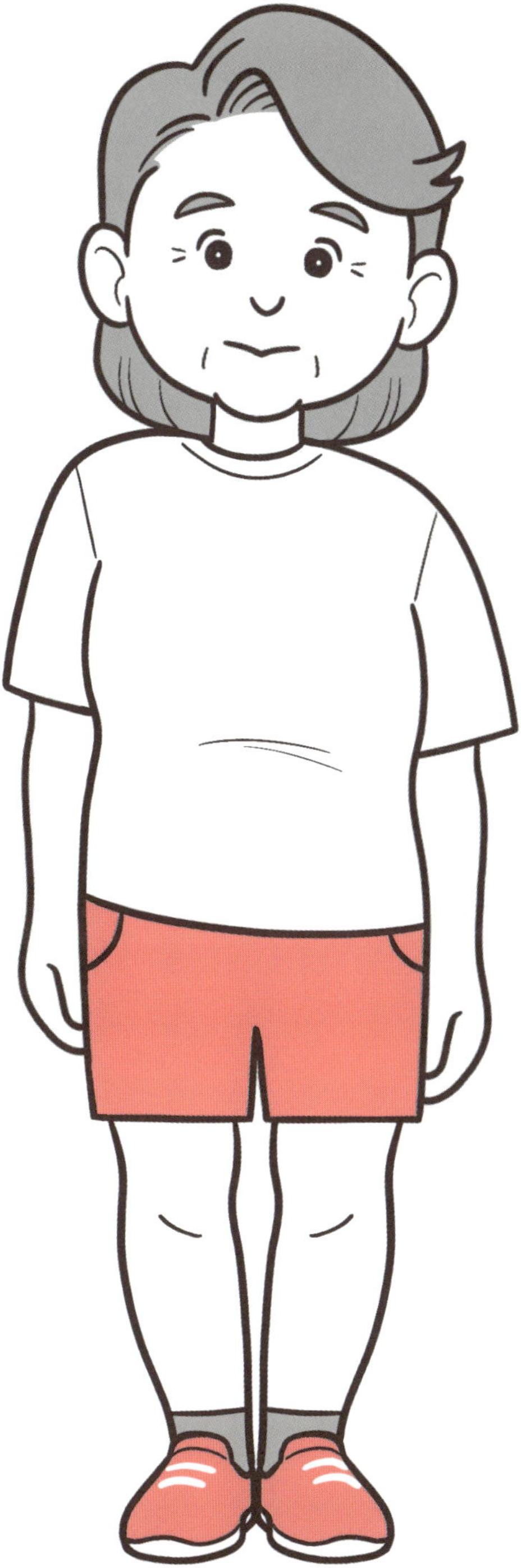

猫背タイプのセルフケア

猫背タイプの人に有効なのが、お尻のストレッチです。アプローチするのは大殿筋《だいでんきん》と梨《り》状筋《じょうきん》という筋肉で、お尻の表面とインナーマッスルのそれぞれをストレッチしていきます。

これからやるストレッチは腰痛予防にも効果的です。腰痛を抱える方の多くは、お尻や太ももに力が入って坐骨神経が圧迫されている状態。この部分を緩めてあげることが重要です。

同じ姿勢を続けることで、お尻の筋肉（大殿筋・梨状筋）が硬くなり、姿勢が悪くなります。私自身が鍼治療を行う時は、まずお尻に鍼を打つ場合が多いです。それくらいお尻の筋肉は大事なのです。

世の中でよく聞く骨盤矯正はどういうものかというと、大まかに骨を取り囲む筋肉を動かすことで骨を正しい位置に戻してあげる手技が多いように思います。

この時に動かす筋肉というのが、大殿筋や梨状筋なのです。さらに細かく言えば、小殿筋や中殿筋もありますが、これら骨盤周りの筋肉をほぐすことが、猫背の根本的な改善に繋がります。

ストレッチは左右それぞれ行います。

「ねじれタイプ」の場合は、左右で陰性（緊張が弱い）と陽性（緊張が強い）の違いが出ることがあります。

普段から片側にねじれた姿勢だと、一方のお尻の筋肉だけが張りやすく、もう一方はそうでもないという左右差が生まれます。

この差を調整するには、陽性側を通常の2倍の時間ストレッチし、陰性側は半分の時間（例：30秒と15秒）行うと良いです。この方法で「ねじれタイプ」の人のねじれを緩和できます。

どちらが陰性か、陽性かは、ご自身で体感するのが最も簡単です。お尻のストレッチを行った時に、やりづらいとご自身が感じた方が陽性です。自分の感覚を信じて、そこを少し長めにストレッチすることで、ねじれを解消していきましょう。

おしりのストレッチ①

猫背タイプの人

手順❶
片方足を反対の太ももの上にのせる

こちらは大殿筋のストレッチ。伸ばしたいお尻側の足を、もう片方の太もも上にのせます。イラストの場合はお尻の右側を伸ばすストレッチです。このストレッチは必ず両側行いましょう。

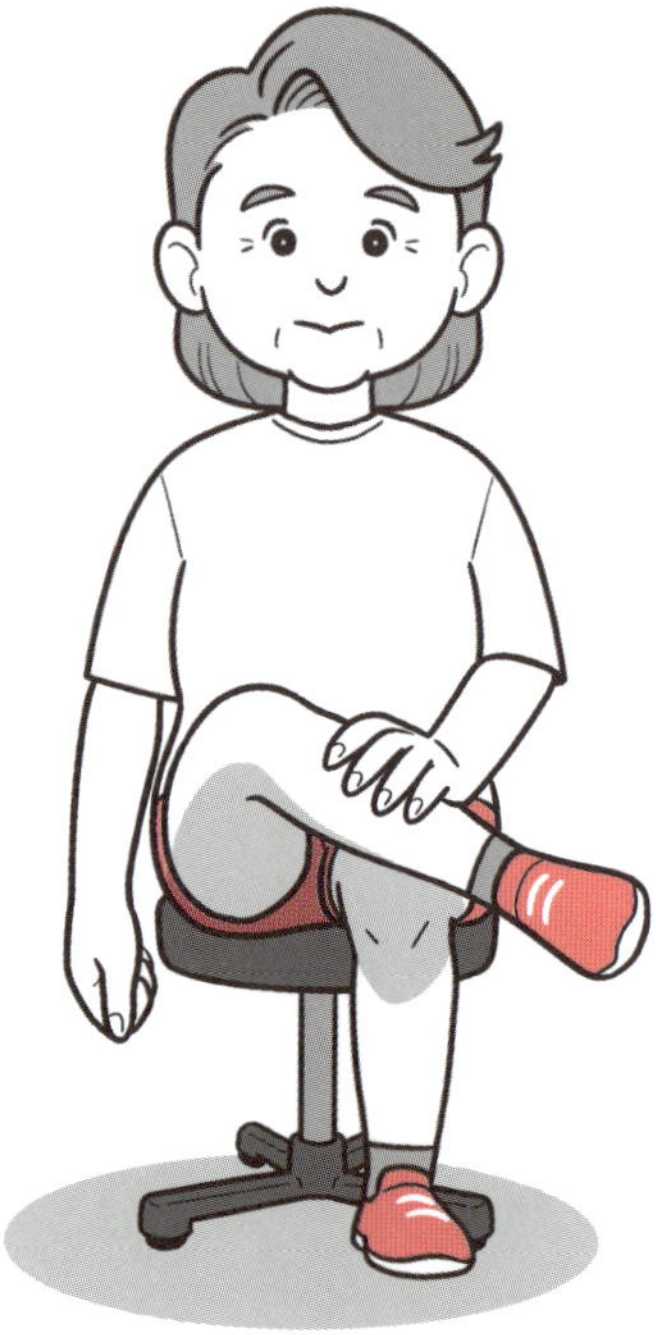

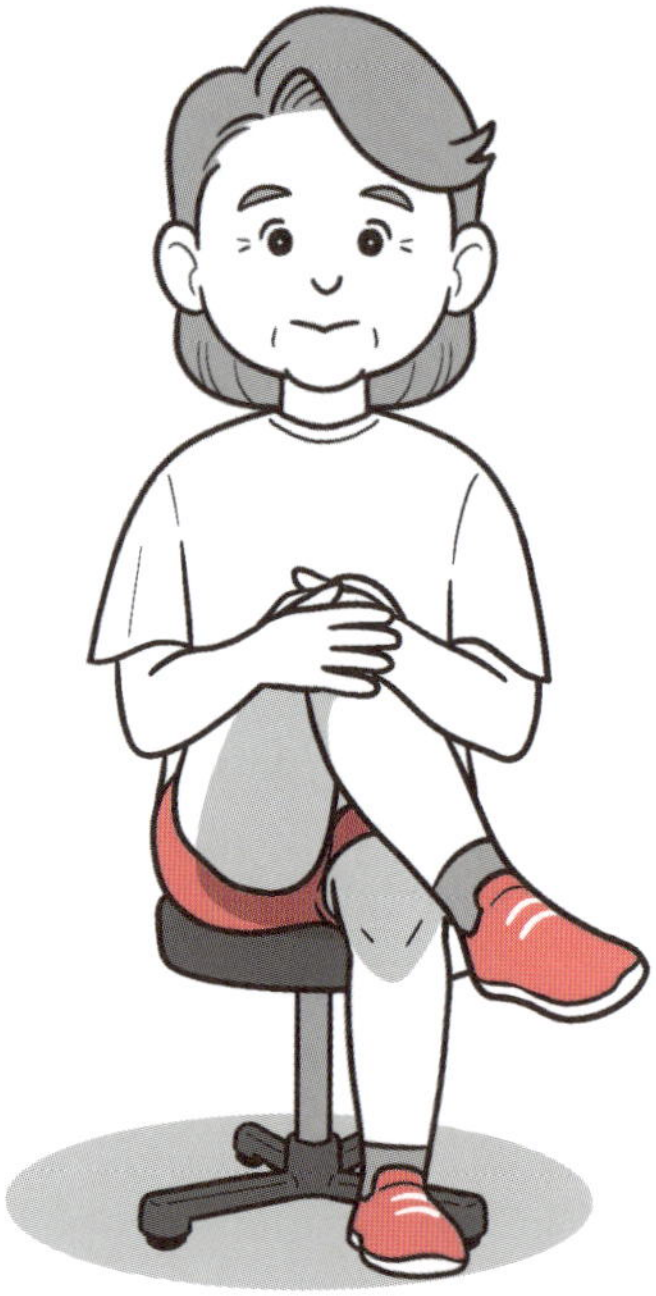

手順❷
ヒザを両手で抱えるように引き上げる

組んだ足のヒザを両手で抱えるようにして、反対側の肩（イラストでは左肩）の方向に向けて引き上げます。お尻に伸びを感じながら、10 秒間キープします。陽性側はその倍、行ってみましょう。

動画はこちら

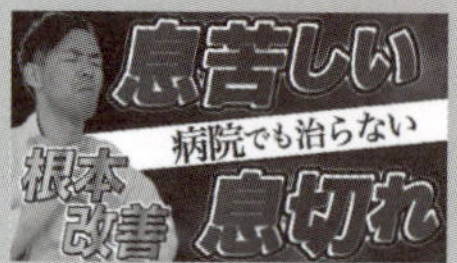

おしりのストレッチ②

猫背タイプの人

手順❶
片方足を反対の太ももの上にのせる

こちらは梨状筋のストレッチ。伸ばしたいお尻側の足を、もう片方の太ももの上にのせます。

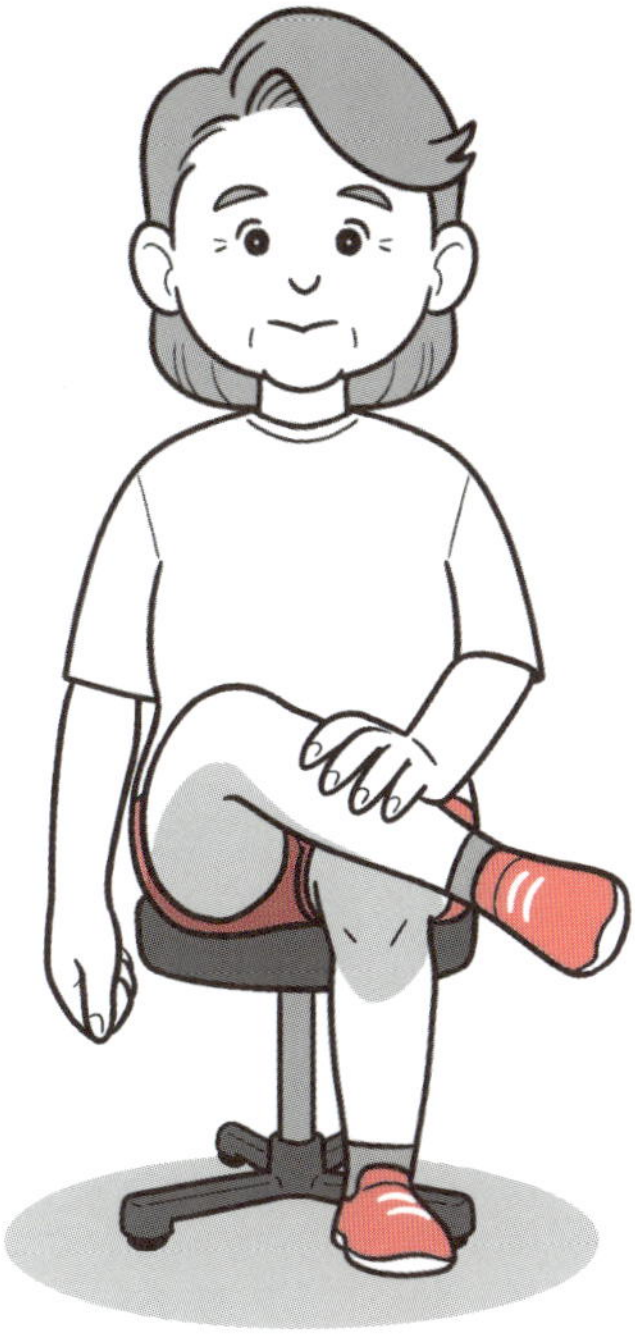

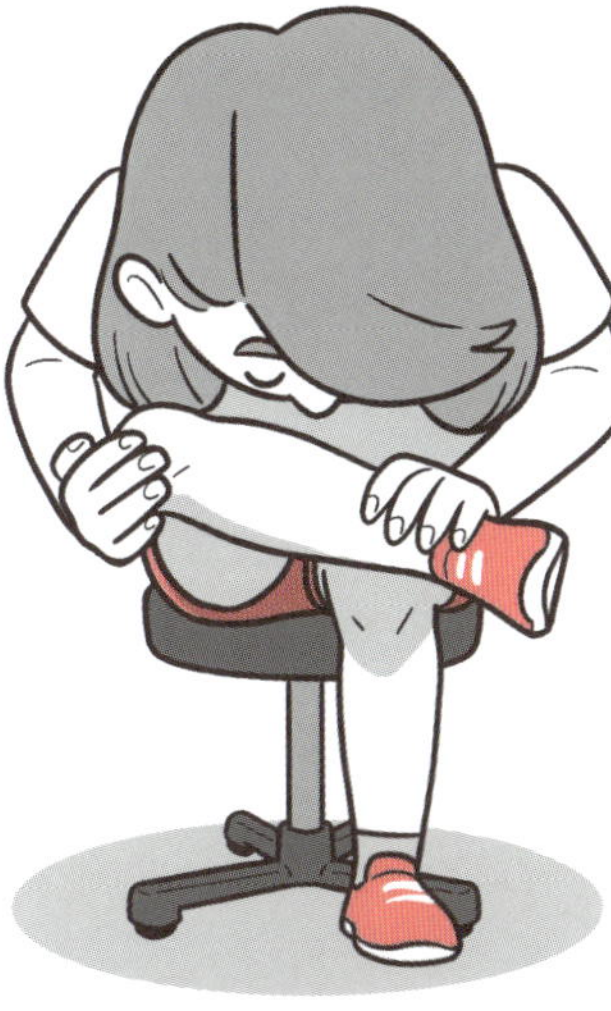

手順❷
その体勢で上半身を前に倒す

その体勢でおじぎをするように上半身を前に倒します。この時、お尻の奥にズンとした重さがあれば、梨状筋に効いている証拠です。上半身を倒す際は腰を曲げるのではなく、骨盤を折って、おじぎをするように身体を倒し、10秒間キープします。陽性側はその倍、行ってみましょう。

反り腰タイプのセルフケア

反り腰のケアでは、脊柱起立筋や背中の筋肉をほぐすことがポイントです。方法は前項のストレッチを少し変えるだけ。伸ばす方向を真下ではなく斜めにすることで背中がしっかり伸びていきます。伸び感を意識しながら行いましょう。

目安としては、陽性方向30秒、陰性方向15秒を1回ずつ行います。これをこまめに実践しましょう。

「お尻と背中、両方ストレッチしてもいいですか?」とよく質問されますが、もちろん大丈夫です。姿勢の改善においてはお尻が重要ですが、呼吸の際に大切な役割を果たすのは、背中の筋肉です。猫背タイプの方も背中のストレッチを取り入れて問題ありません。

このストレッチは、いつでもどこでもできるので、推奨するのは、仕事中の1~2時間おきに休憩を取り、ストレッチを行うことです。

それによって座りやすさが改善したり、呼吸が楽になるといった変化が現れれば、それが良いルーチンとなっていくでしょう。

また、休憩を取る習慣そのものも重要です。長時間同じ姿勢でパソコンに向かうことや、休憩なしで作業を続けると、姿勢はどんどん悪くなってしまいます。

セルフケアの基本は、ちゃんと休憩を取りながら身体を大事にすることです。その意識を持たずにいると、パソコンやスマホを操作している間に悪い姿勢を取り続けてしまいます。

また、仕事をしていない方でも、ソファでリラックスしながらドラマを見ている時や、お孫さんを抱っこして遊ばせている時など、長時間同じ姿勢を取る場面があります。

家庭で床に座っている時も姿勢が崩れやすいので、その際にもこまめにストレッチを行いましょう。

姿勢はいきなり悪くなるのではありません。日々の良くない習慣の積み重ねによって、気付けば反り腰などが起こってしまうのです。

姿勢を正すためには、普段から適切にケアすることが必要です。一時的に楽になるだけでなく、普段の習慣を見直して、良い状態を維持できるよう努めていきましょう。

※セルフケアの秒数は目安です。ご自身のできる範囲で行ってください。

背中のストレッチ
反り腰タイプの人

手順❶
どちらかの足を一歩前に出す

左右伸ばしたい側の足を一歩前に出します。どちら側かわからない場合は、両方行います。

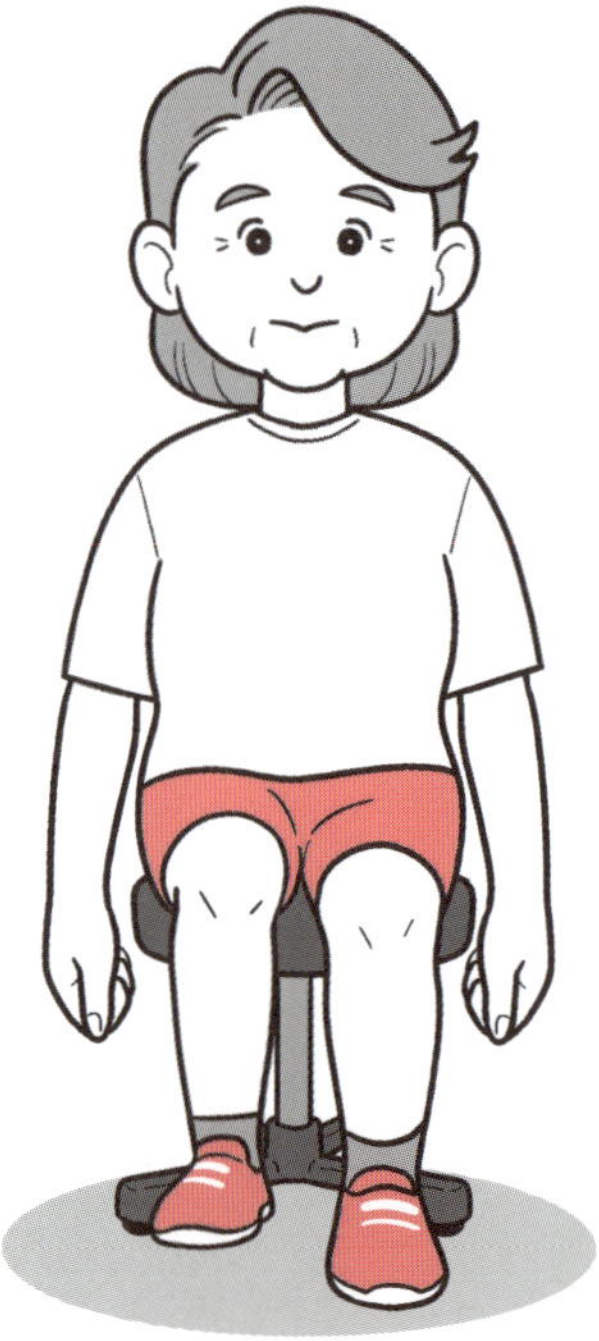

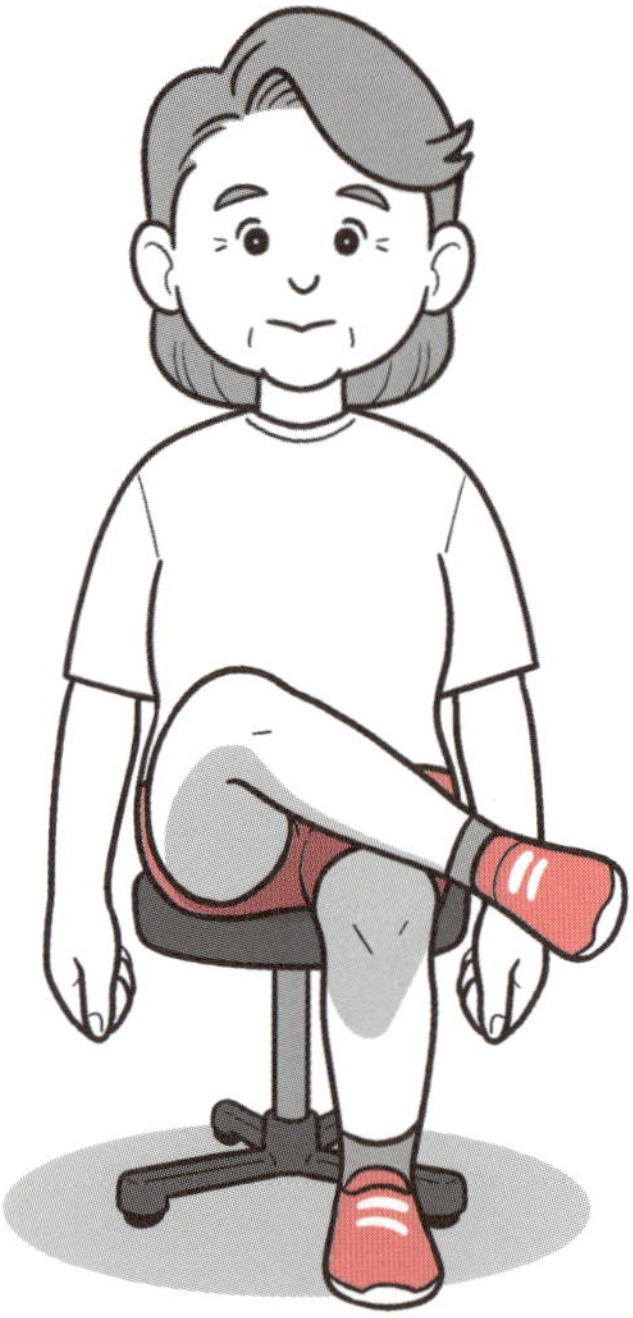

手順❷
反対側の足を伸ばしたい側の太ももの上にのせる

伸ばしたい側と反対側の足を伸ばしたい側の太ももの上にのせます。身体が硬くて足を組めない方は、足をもう片方の足にのせるだけで大丈夫です。

動画はこちら

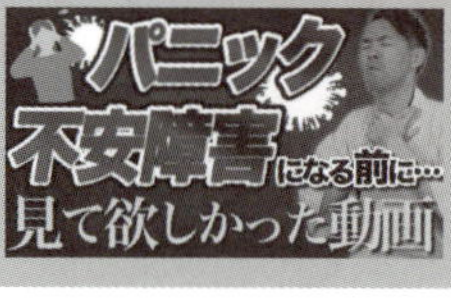

手順❸
一歩前に足を出した側の手を伸ばしながら、上半身を倒す

骨盤を折り曲げて上半身を倒しながら、つま先方向に手を伸ばします。この時、反対の手で手首をつかんで、さらに伸ばすようにしましょう。

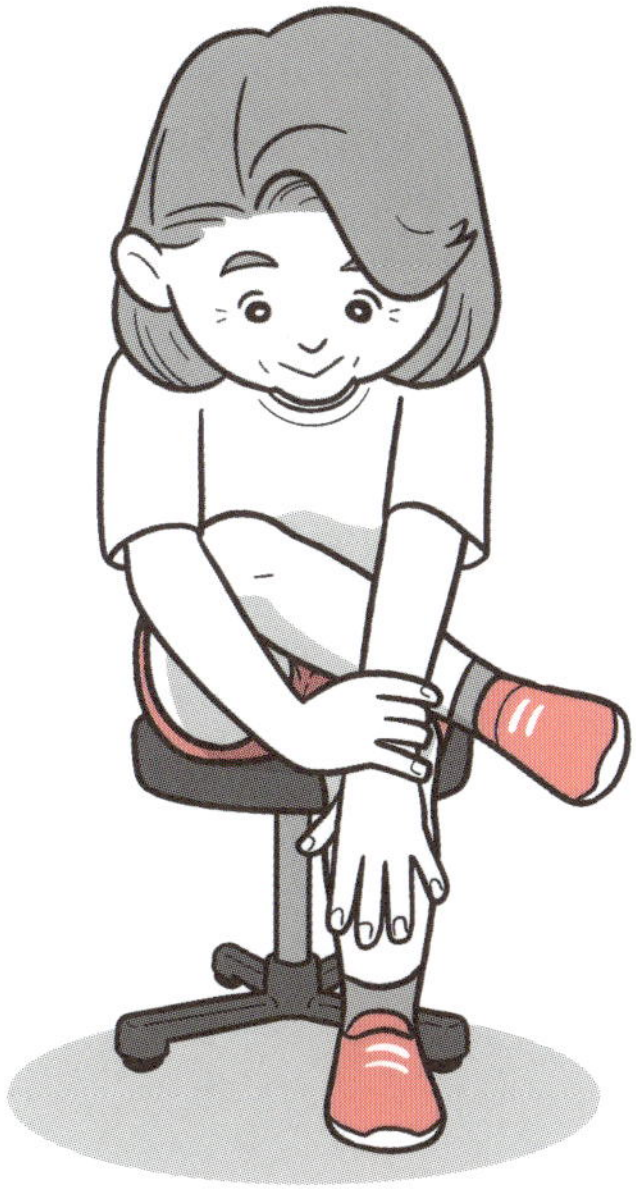

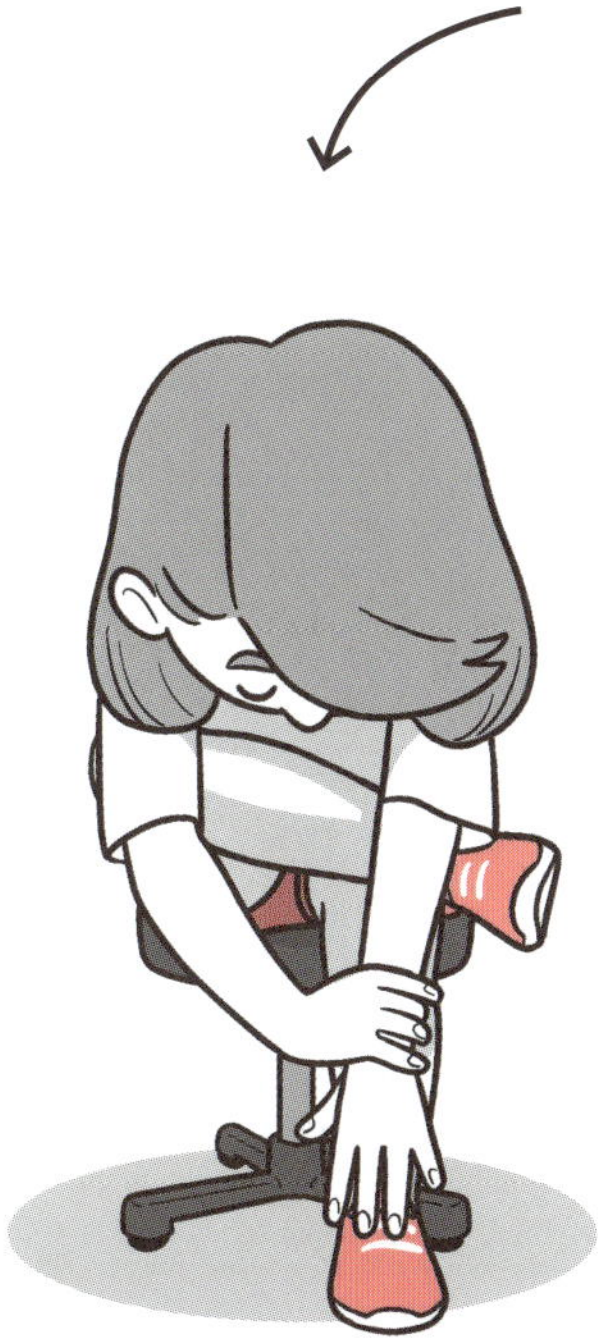

手順❹
この体勢をキープ

背中と腰に伸びを感じながら、この体勢をキープします。筋肉が硬いと感じている側は30秒キープ。もう片側は15秒キープと両側行い、左右のバランスを整えるようにします。

姿勢を良くするやり方

ストレッチは、姿勢が悪くなった時に負担がかかっている部分をほぐすことが目的です。

では、そもそも良い姿勢をキープするにはどうすれば良いのでしょうか？

人間は長時間座っていると、悪い姿勢になってしまうことが多いです。自分で、姿勢が悪いと気づいたら、座ったままでおじぎをして、戻る。たったこれだけで、骨盤がニュートラルな位置に整います。どこでもできるようにと、効果を残しつつ極力シンプルにしたセルフケアですから、どこでも手軽にやれるはずです。

例えば電車で座っていて、姿勢の悪さを感じた時は、靴ひもを直すとか物を拾うような振りをしておじぎをすれば、目立つことなくセルフケアをすることができます。

この方法は座っている時だけできるストレッチですが、もちろん、立っている時の良い方法もあります。それは「背伸び」です。

もちろん、ただやみくもに背伸びをするのではありません。いくつかの大切なポイント

簡単にできる姿勢改善法①

座ったままのおじぎ

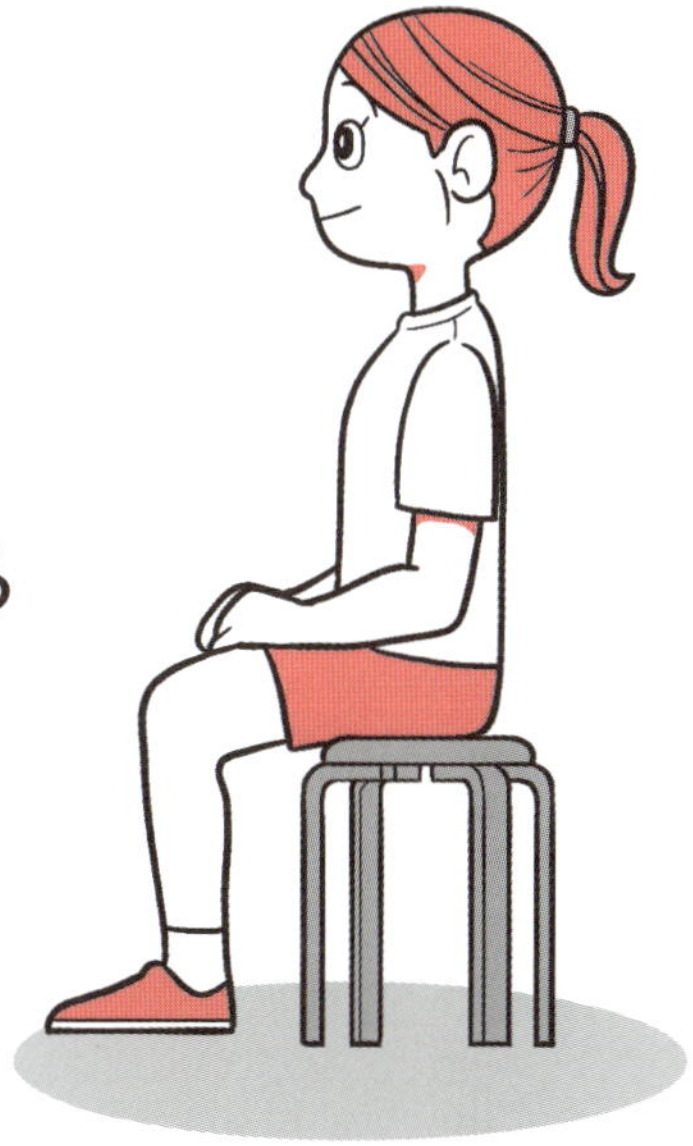

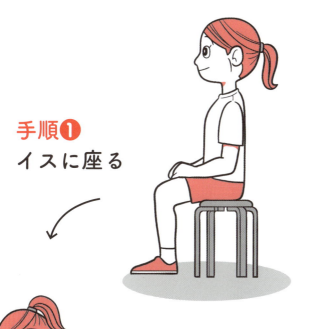

手順❶
イスに座る

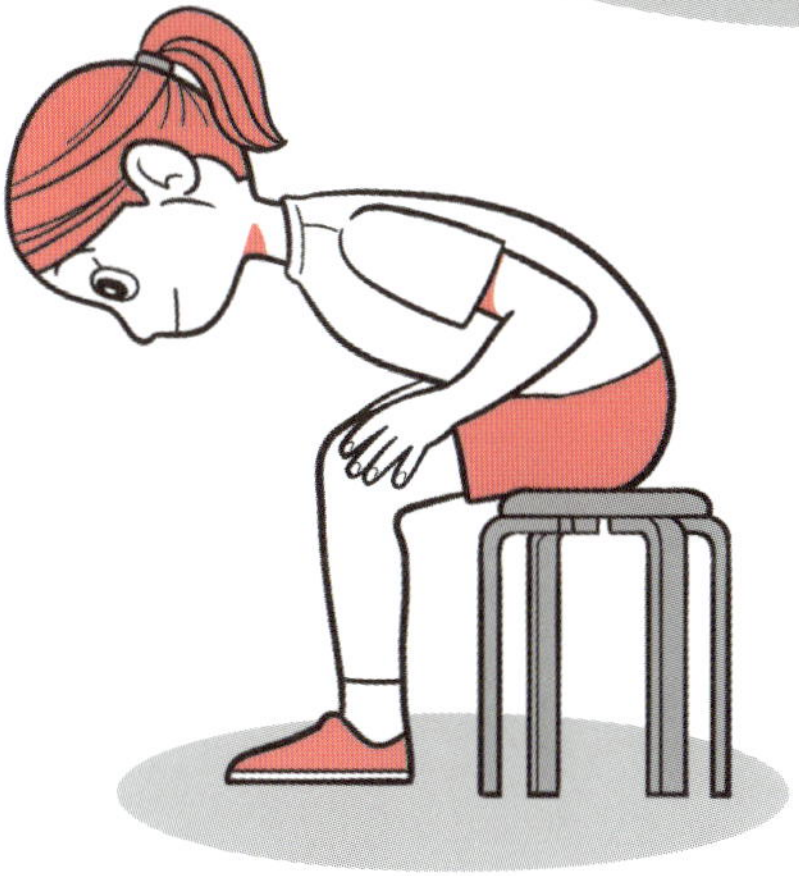

手順❷
座ったまま
おじぎ

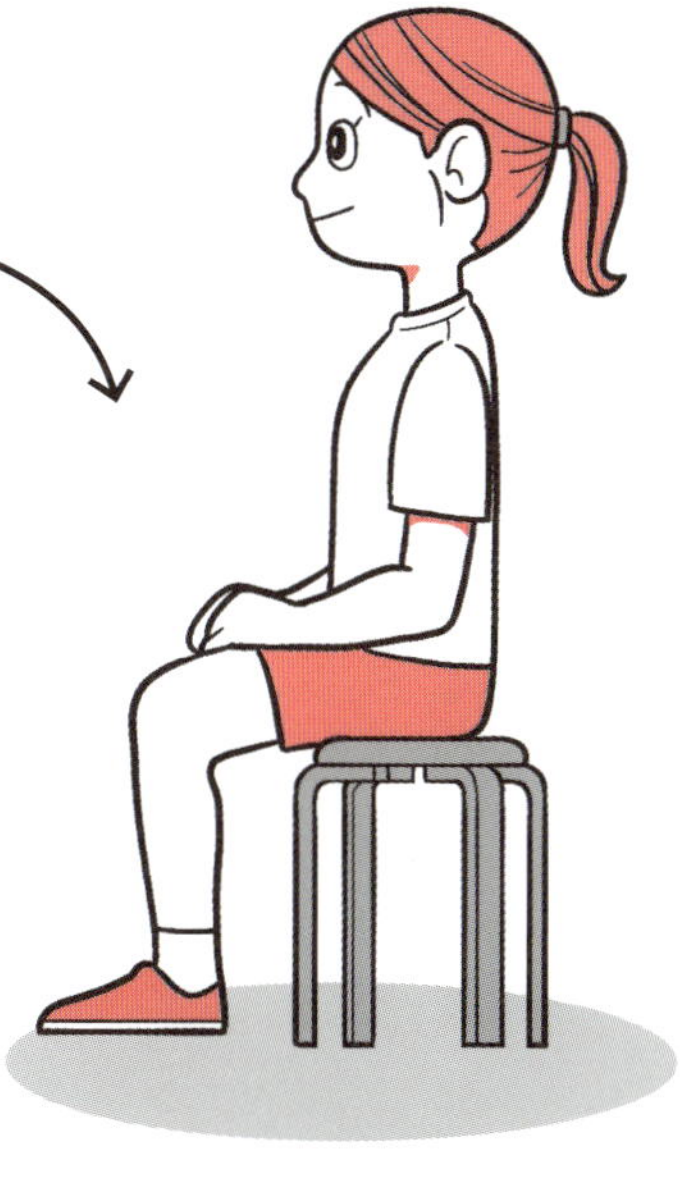

手順❸
元の態勢に戻す

簡単にできる姿勢改善法②

背伸び

腕は上げず、足を肩幅程度に広げ、空気を吸いながら背伸びをしたら、股関節を意識しつつ、息を吐きながらかかとを地面に下ろします。

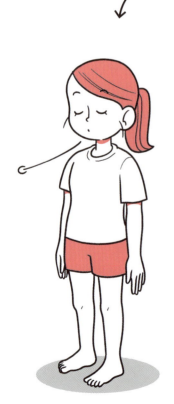

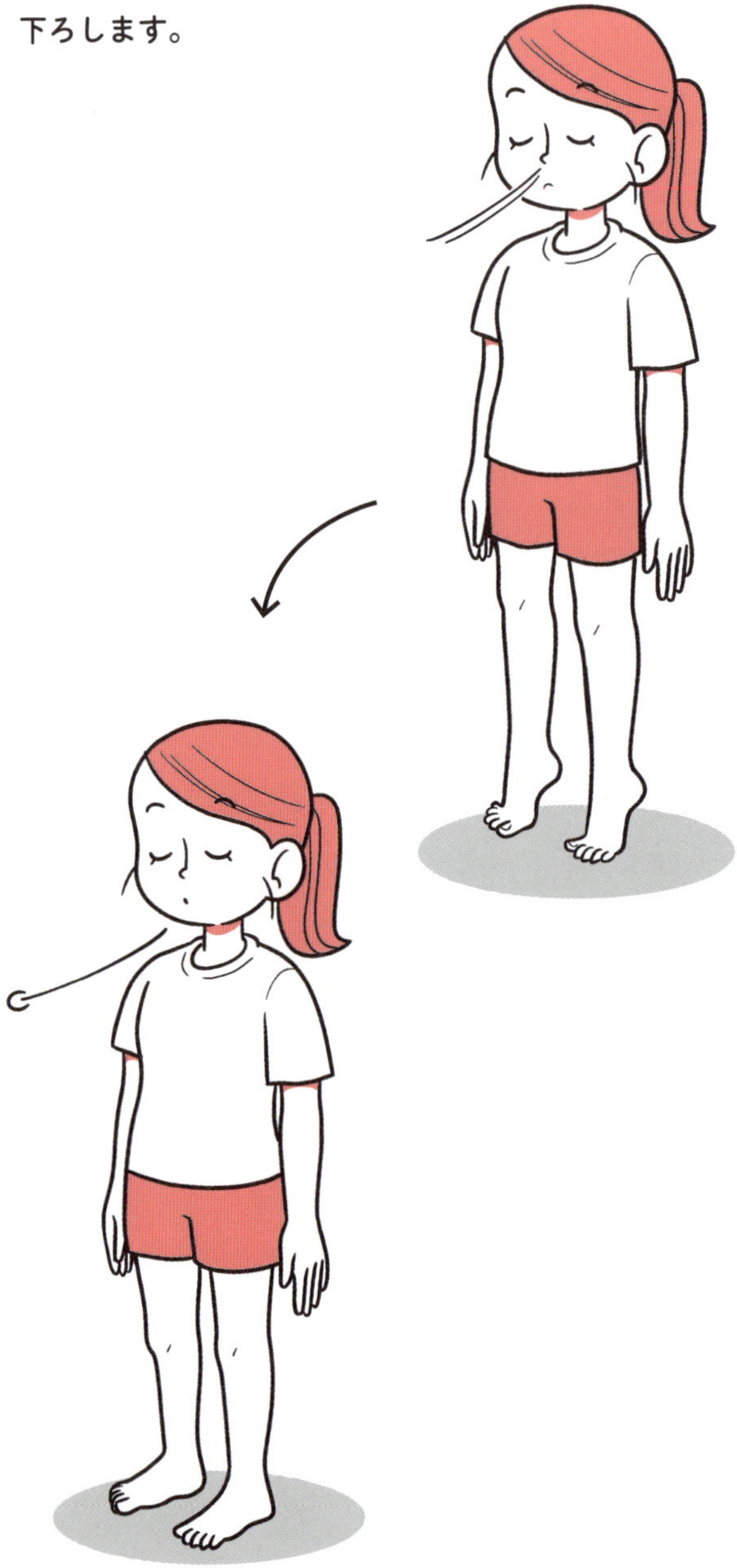

があります。背伸びをする時の足は、肩幅程度に広げます。そして空気を吸いながら背伸びをして、吐きながらかかとを地面に下ろします。その時に股関節を意識することが大切です。股関節に意識を向けて、骨盤の辺りに重心を保つことで、安定感が増します。

しっかりと姿勢を保って立つようにしてください。もしこの段階で姿勢が崩れやすい場合は、背中や下半身の筋肉が硬くなっている可能性が高いです。前述のストレッチでお尻と背中の筋肉をよくほぐしましょう。

また、私の一作目の著書『パニックくんと不安くん』で紹介している「TAKA式丹田呼吸法」も、良い姿勢を保つのに大変有効ですので、ご活用ください。

TAKA式丹田呼吸法

❶手順

まずは、前ならえをします。

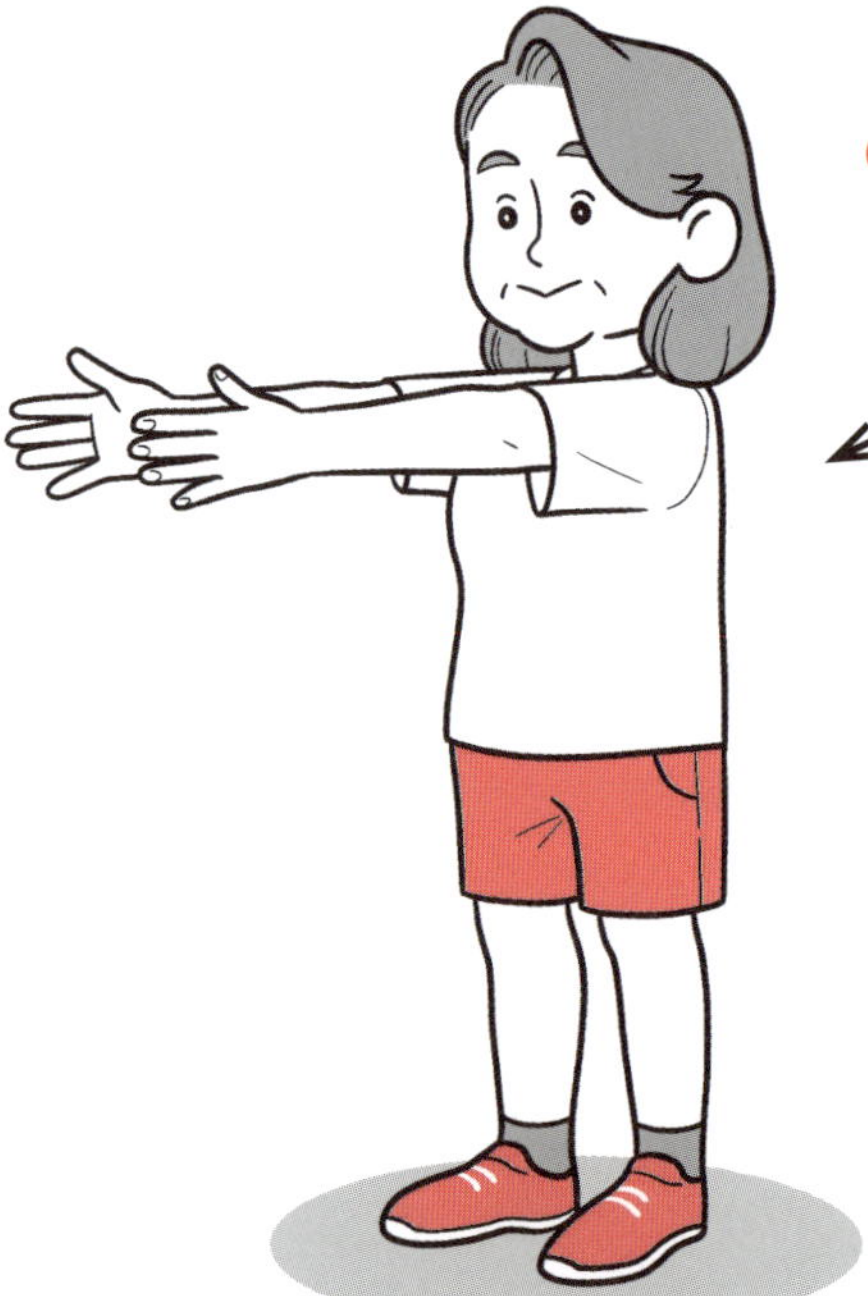

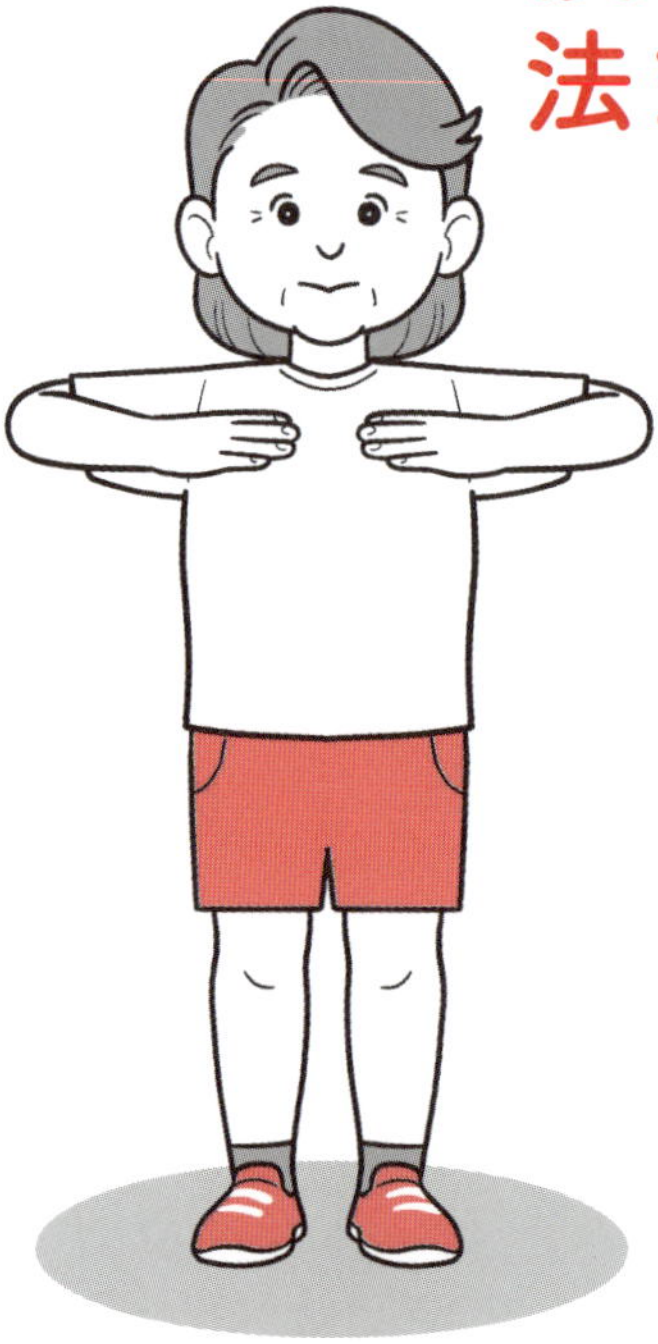

❷手順

両ヒジを曲げて、胸の前に持ってきます。両ヒジをしっかりと曲げて胸を張ることを意識しましょう。

❸手順

次に、身体の横にまっすぐ両手を伸ばします。手は肩の高さが目安です。

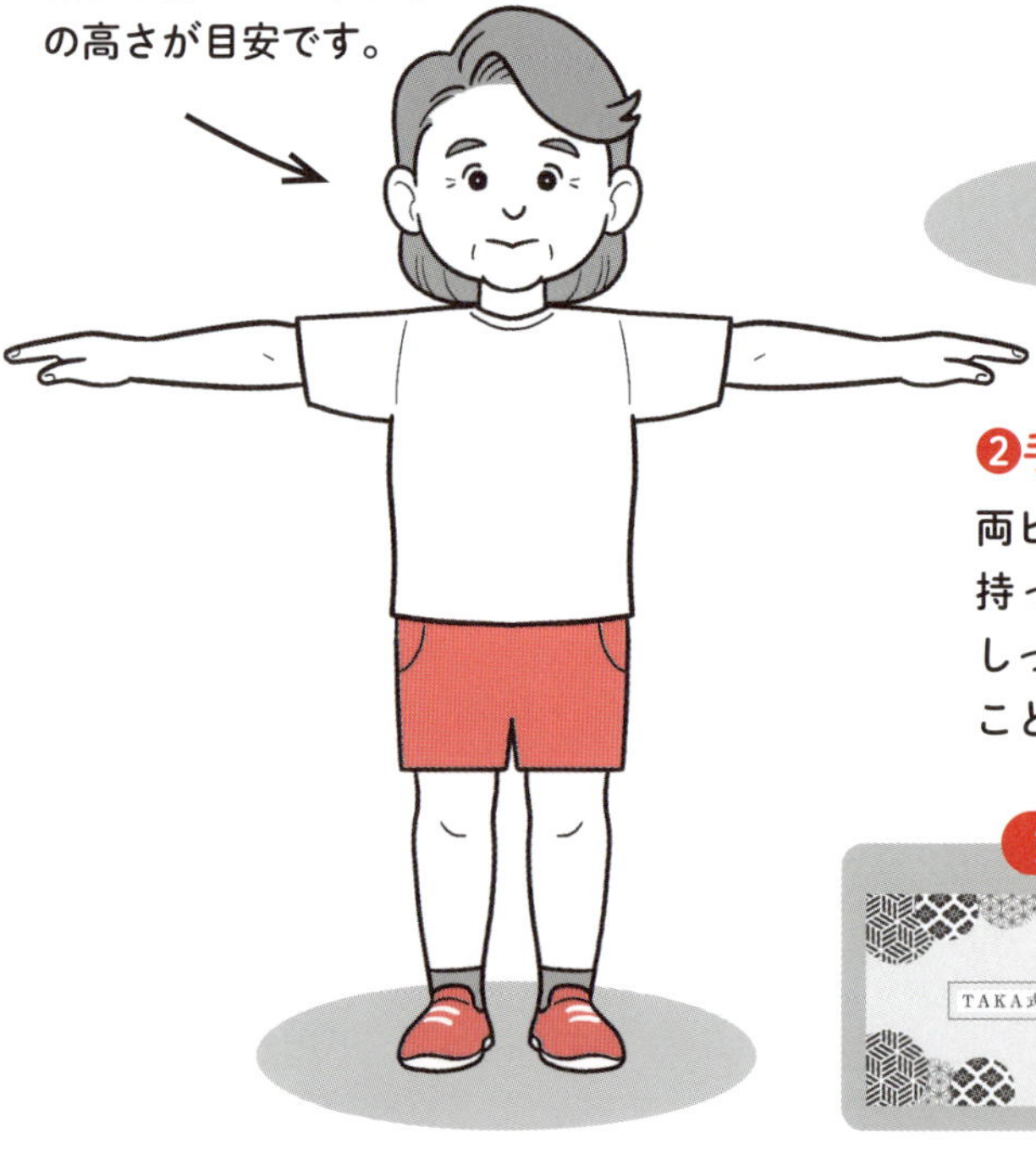

動画はこちら

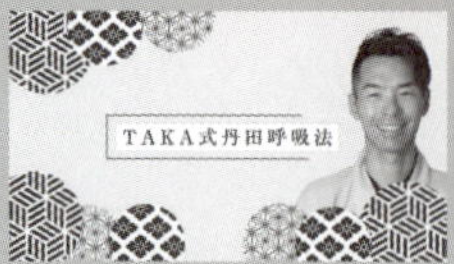

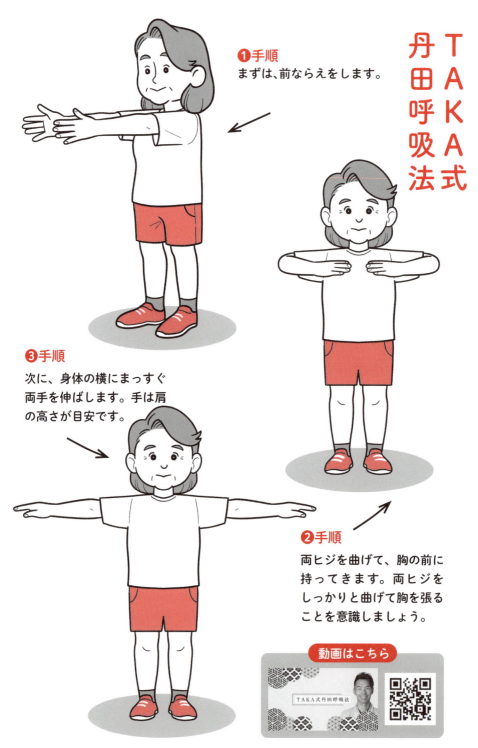

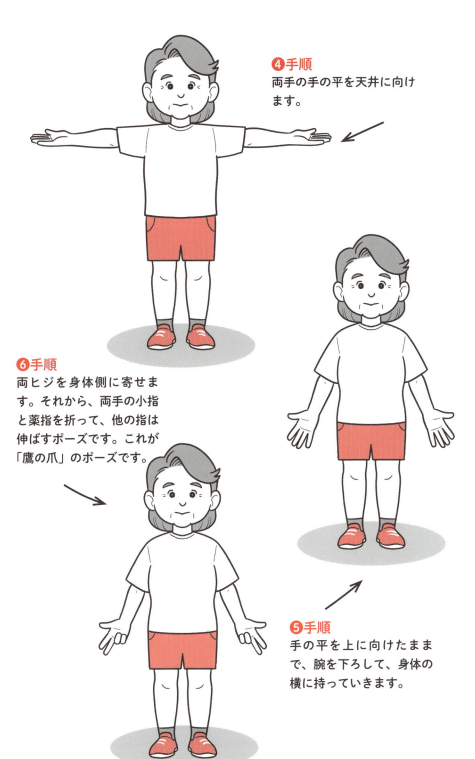

❹手順
両手の手の平を天井に向けます。

❺手順
手の平を上に向けたままで、腕を下ろして、身体の横に持っていきます。

❻手順
両ヒジを身体側に寄せます。それから、両手の小指と薬指を折って、他の指は伸ばすポーズです。これが「鷹の爪」のポーズです。

❼手順

続いて、口または鼻から空気を吸い込みます。この時、お尻の穴をキュッと締める意識を持ちましょう。

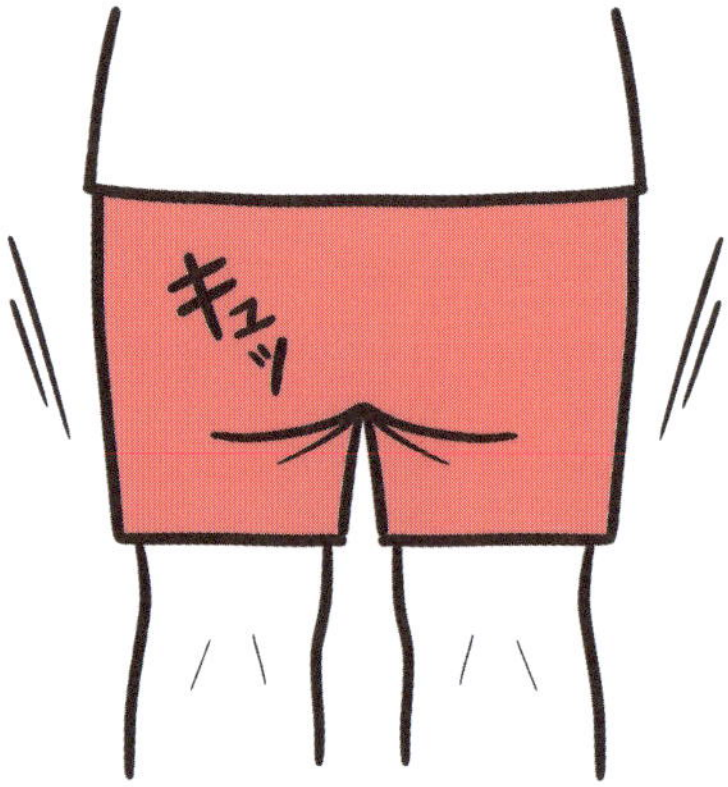

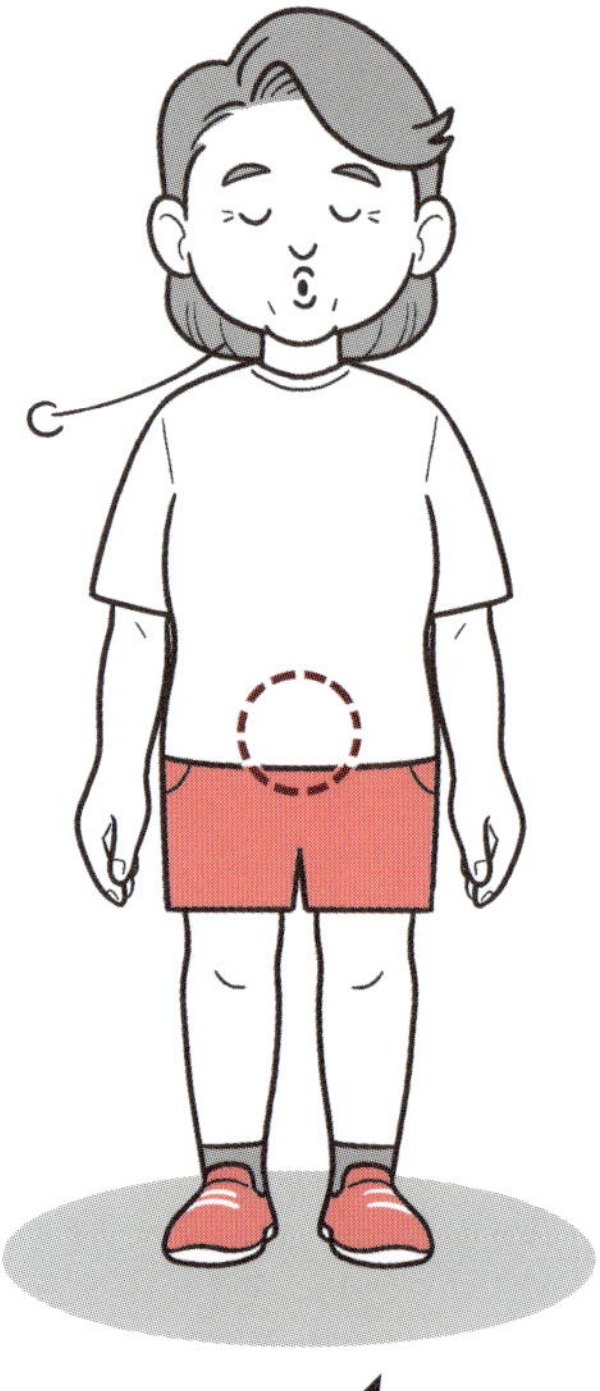

❽手順

手の平を広げて身体のほうに向けながら、ゆっくりと息を吐き出します。この時、ポイントが二つ。一つめは、お尻の穴をキュッと締める意識を持つこと。二つめは丹田を意識することです。

❾手順

最後は「気を付け」の姿勢で終わります。

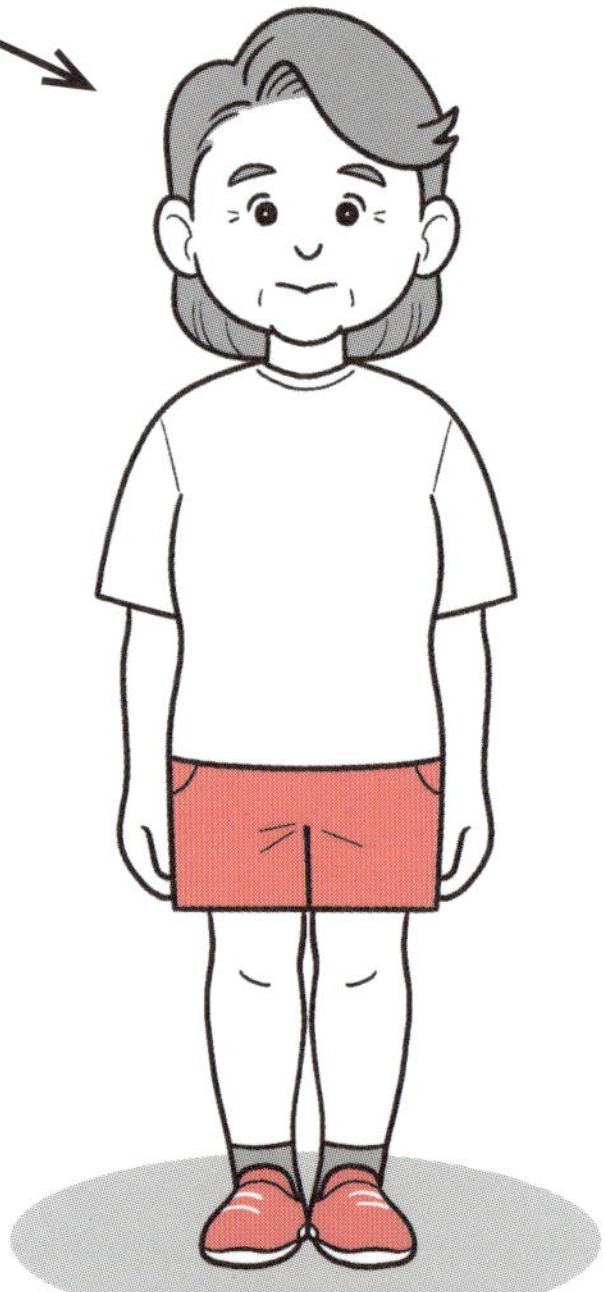

COLUMN

コラム

小さな気づきを大事にする

ここでお伝えしたいのは、息苦しさを感じやすい方の多くは、真面目でまわりへの思いやりが強く、完璧を追い求める傾向があるということ。そういった方々は、頭で考えることが多い傾向にあるようです。

自分よりも仕事や家族を優先してしまうことでなかなか自分の身体に意識を向ける余裕がなく、身体から発せられている小さなサインを見逃してしまいがちです。その結果、身体の疲れやストレスはあなたの知らぬ間に蓄積し、ある日、息苦しさとして現れます。

ところが、セルフケアを実践して身体と体が楽になっていくと、心地良く感じる瞬間が訪れます。それこそが、これまで聞こえてこなかった身体の声。

皆さんには、頭や理屈で考えるのではなく、身体の声をもっと大切にしてほしいと思っています。

筋肉が伸びたりほぐれたりすると心地良く感じたり、少し呼吸が楽になったと感じます。

その時、心もホッとして安心感を得られることでしょう。身体と心が発する小さな声に耳を傾け、それを大事にする習慣を身につけてほしいのです。

具体的な例として、私の患者さんのエピソードを紹介します。

この方は、不安症状が強く、息苦しさを常に感じていました。そのため、以前は楽しんでいた買い物にも行けなくなり、旅行もできなくなりました。好きだった楽器の演奏も、人前に出ることへの不安から練習すらできなくなってしまったのです。

しかし、治療と並行してセルフケアに取り組むようにしたところ、自分の身体がほぐれていく感覚を実感し始めたのです。

セルフケアによって呼吸が楽になり、それまで「どうせ無理だ」と思い込んでいたことに挑戦してみようという気持ちが芽生えてきました。

そして、長年行きたかった旅行にもまずは近いところから少しずつ行けるようになり、できることが次第に増えていきました。そして最終的には、海外旅行も実現するまでになったのです！

明るい未来をなかば諦めかけていたのに、そこからどんどん回復して、かつてのようにキラキラと輝く人生を楽しまれています。

このような素敵な瞬間に立ち会えるのは、本当に嬉しい限りです。

一方で、なかなか良くならない方もいます。

そういう方々の特徴としては、「理想の自分」と「現在の自分」を比べてしまう傾向が強いです。

「以前は旅行にも行けたし、車の運転だってできた。でも今は、息苦しくて何もできない」といったように、ベストな自分の状態と今の自分を比べてしまい、悲観的になってしまいます。

しかし、過去の理想の状態ではなく、ここ最近の自分と現在の自分を客観的に比べてみれば、確実に進歩している点が見つかるはずです。大切なのは、その小さな進歩を喜び、感謝できるかどうかです。喜び、感謝することができれば、前向きに進むパワーが湧いてきます。

だからこそ、身体からの声が聞こえるようになり、日々の小さな気付きを大切にしてほしいと、心から私は思うのです。

「小さな気付きを大事にするコツは何か？」

そう問われれば、セルフケアを積み重ねることですと答えます。とにかくコツコツと日々セルフケアを積み重ねていくと、数日前の自分よりも進歩していることが必ずわかります。

「前より身体が伸びやすくなった」

「姿勢が良くなった気がする」

「今日はこの部分が硬いな」

と進歩だけでなく、その日のあなたの身体の声が聞こえるようになってきます。大事なのは自分がどう感じるか。ほんの小さな変化を感じ、それに気付けることが大事です。

完璧な未来の姿を追い求めたくなる気持ちはわかります。

かつての私もそうでした。

ですが、そうではなく、少しずつ成長している自分を認識しましょう。ちょっとずつ進んだり、戻ったりしている自分を受け入れることが、改善への第一歩です。

第　4　章

心を整え
息苦しさを改善する

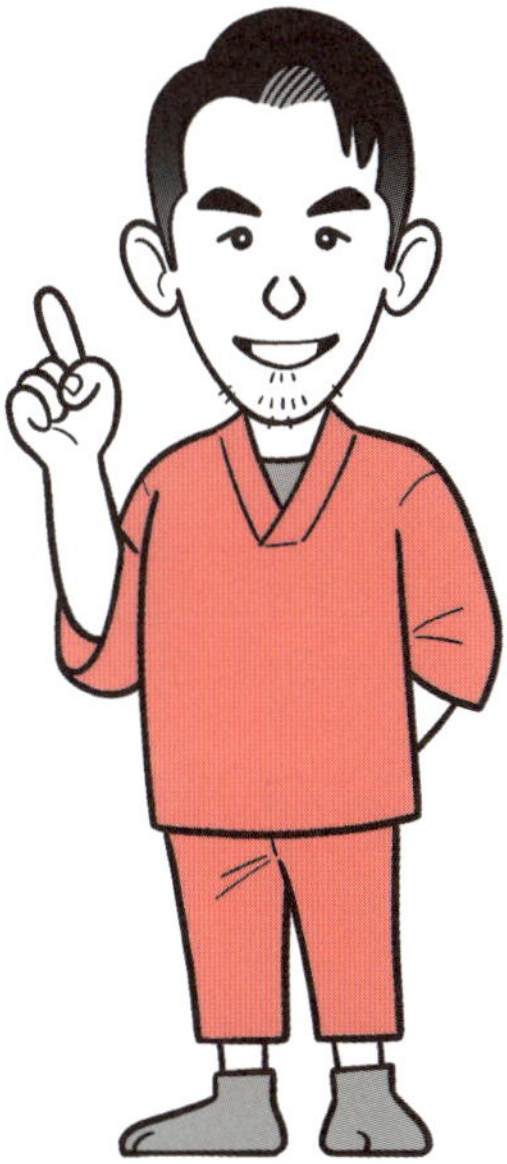

なぜ心は乱れて息苦しくなるの？

そもそも人間の本能的な部分では、生命が脅かされる出来事が起きた時、人間は不安や緊張の状態になります。

これは人間がマンモスを追いかけていた遥か昔から備わっている、本能です。そもそも、命が脅かされるような状態で不安を感じないというのは、人間にとっては危険な状態です。命の危機がすぐそこにあるのに「明日晴れたら良いな」なんて考えている時間はありません。これはヤバいぞと不安緊張状態になるのが当たり前です。

この時、脳は興奮状態にあり、身体もそれに合わせて反応します。さっきまでゆっくりと呼吸していたのが、息が荒くなり、心臓も速くなるといった具合です。

仮にライオンが襲いかかってきたとして、ゆったりと呼吸しながらリラックスしていたら、どうなるでしょう。そう、食べられてしまいますよね。

生き残るためには、一刻も早くその場から逃げなければなりません。そのために呼吸も心臓の鼓動も早くなり、すぐに動ける状態を作ります。これが人間の構造です。

脳がピンチだと感じた際には、慌てたり不安になるのは当然のことです。その時に家の中で閉じこもっていると、不安は更に増してしまいます。脳は「ヤバいぞ、早く逃げろ！行動しろ！」と指令を出しているのに、家の中にいるから環境も変わらないし、いつもと同じ景色が広がっています。助けが来るわけでもありません。

そんな脳と身体がちぐはぐな状態が続くと、不安は増すばかりで、息苦しさもひどくなっていくというメカニズムです。

「ちょっと待って。生きていて、生命が脅かされることって、そんなにある？」

そう思った方もいるでしょう。

確かに命の危険を感じる機会なんて、そうそうありません。

では、こう言い換えましょう。

「日々の生活の中で、ひどく心が乱れてしまう場面はありませんか？」

この問いに「全くありません」と答えられる方は、決して多くないはずです。ストレスやプレッシャー、違和感などで現代人の心はよく乱されます。そんな時は、何かに襲われるような反応が出てしまうことがあります。

本能として生命が脅かされる時、人間は不安や緊張状態になります。猛獣に襲われたら当然、心臓の鼓動は早くなりますし、他人の基準に自分を当てはめてしまった時にも心の乱れを生じます。

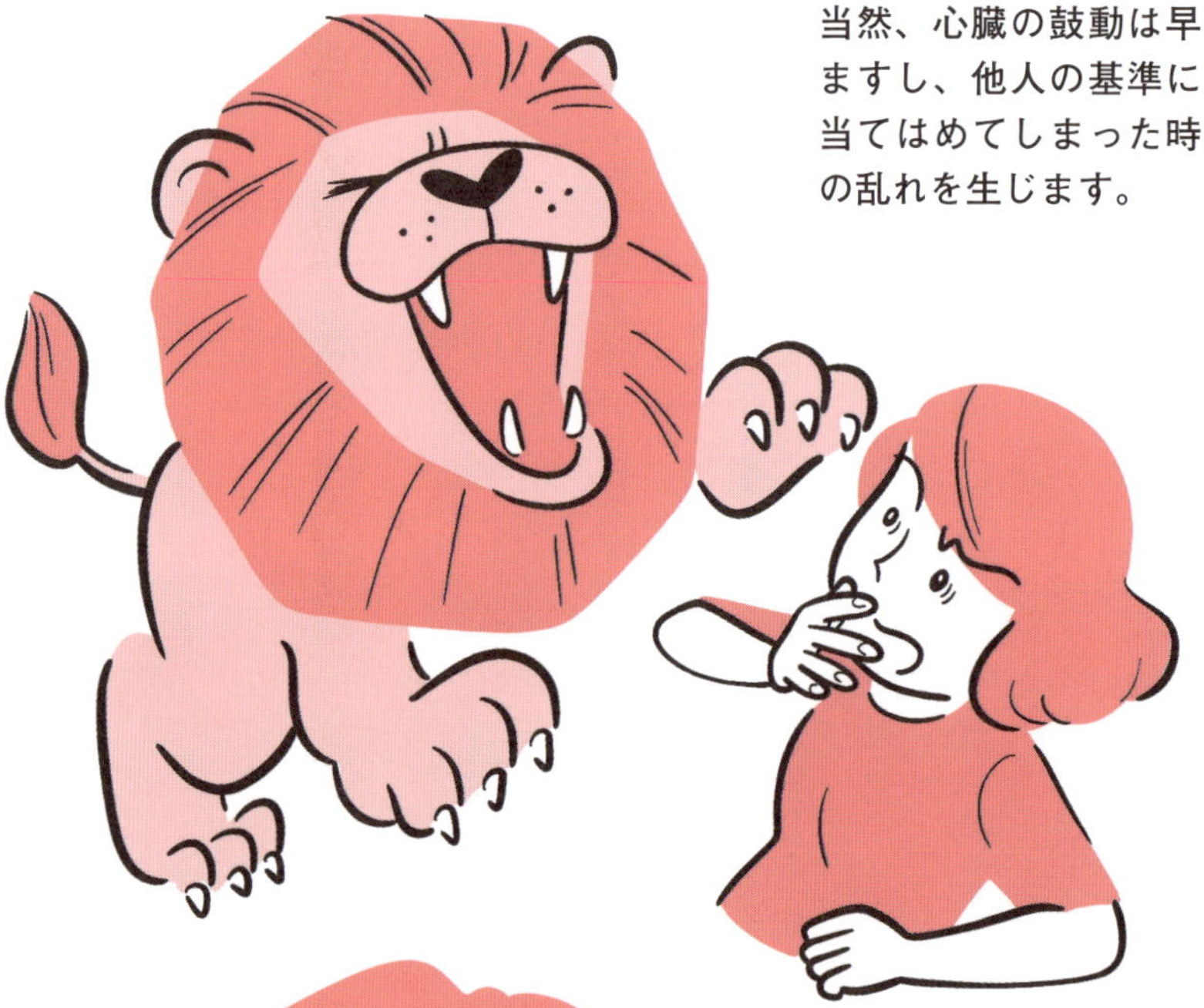

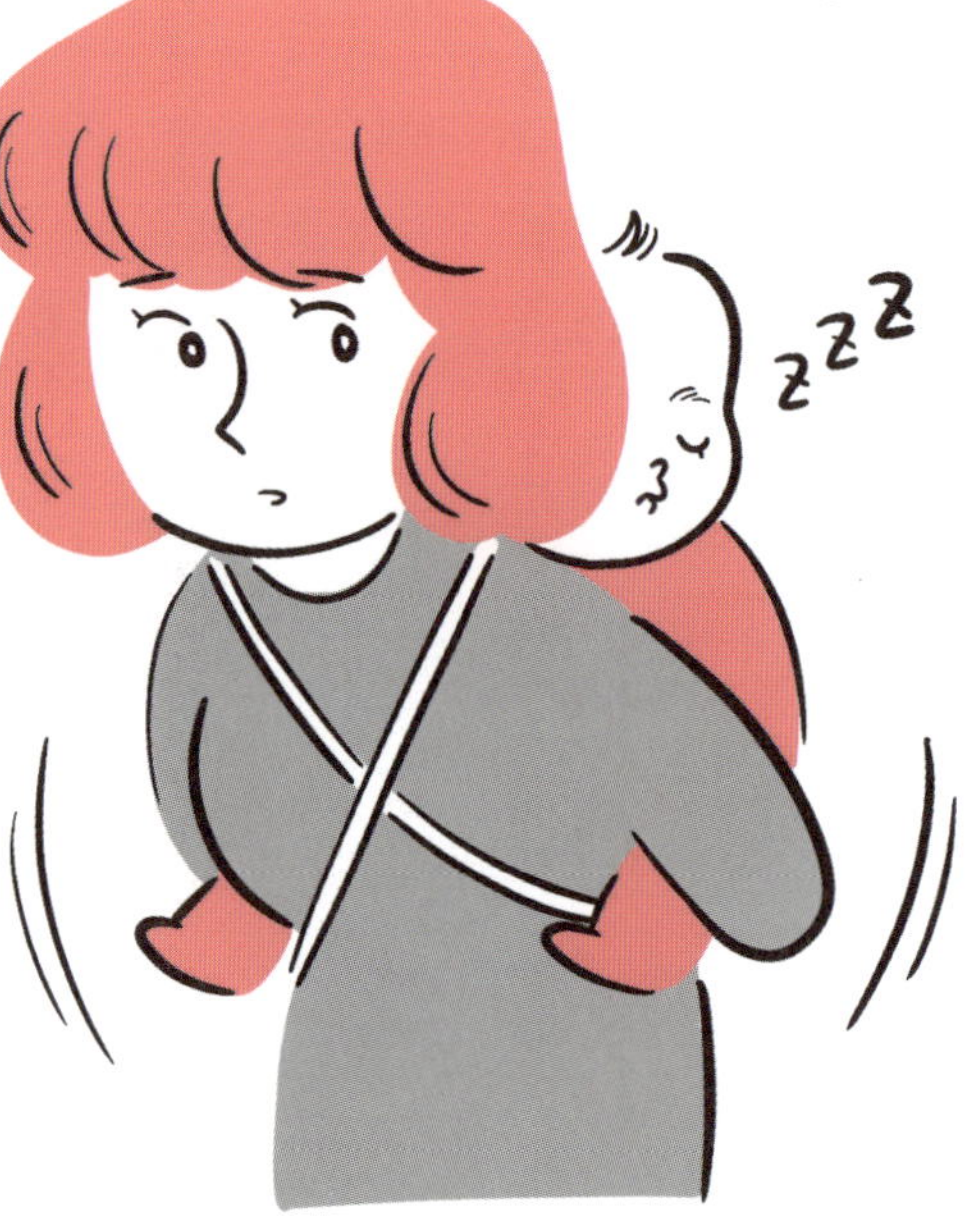

とりわけ心が乱れる多くは、他人と比べてしまう時だと私は考えています。自分の本心ではなく、他人の基準で比べてしまい「これは良いのかな？」「あれは悪いのかな？」と思ってしまった時、人間の心は乱れます。

例えば「男性は勇ましくあらねばならない」「女性は子どもの面倒を見なければならない」といったものです。今の時代は差別的な決めつけですが、それでも社会の基準として当てはめてしまった瞬間、「今の自分はどうかな？」と悩んでしまいます。

他人の基準に当てはめてしまった瞬間、あなたの心は乱れてしまうのです。

その結果、不安の連鎖が始まり、呼吸や心臓の動きが乱れ、ぐるぐると良くない循環を繰り返し、症状が悪化していきます。これが心から息苦しさが生まれるメカニズムだと、私は考えています。

心を整えるには？

では、心の乱れから息苦しくなる悪循環に陥らない状態になる＝心を整えるためには、どうすれば良いのでしょうか？

実は答えはいたってシンプルです。自分の基準、自分の信じていること、自分の価値観をしっかり理解して、他人と比べないことです。自分を信じていれば、外部からの声や意見を受けても、「私はこれで大丈夫だ」と思えるようになります。

誰かに「それはおかしいんじゃない？」と言われて意見を変えるのではなく、「いいえ、私の価値観ではこれが大切だから、おかしくないです」と確信できれば、心は乱れません。そして、呼吸も乱れず、息苦しさを感じにくくなるでしょう。

そんな理想的な状態になるために大切なことは、自分の声を聴くことです。自分の信じていることや価値観、自分はどうあるべきかについて、自分に問いかけることを習慣にしましょう。

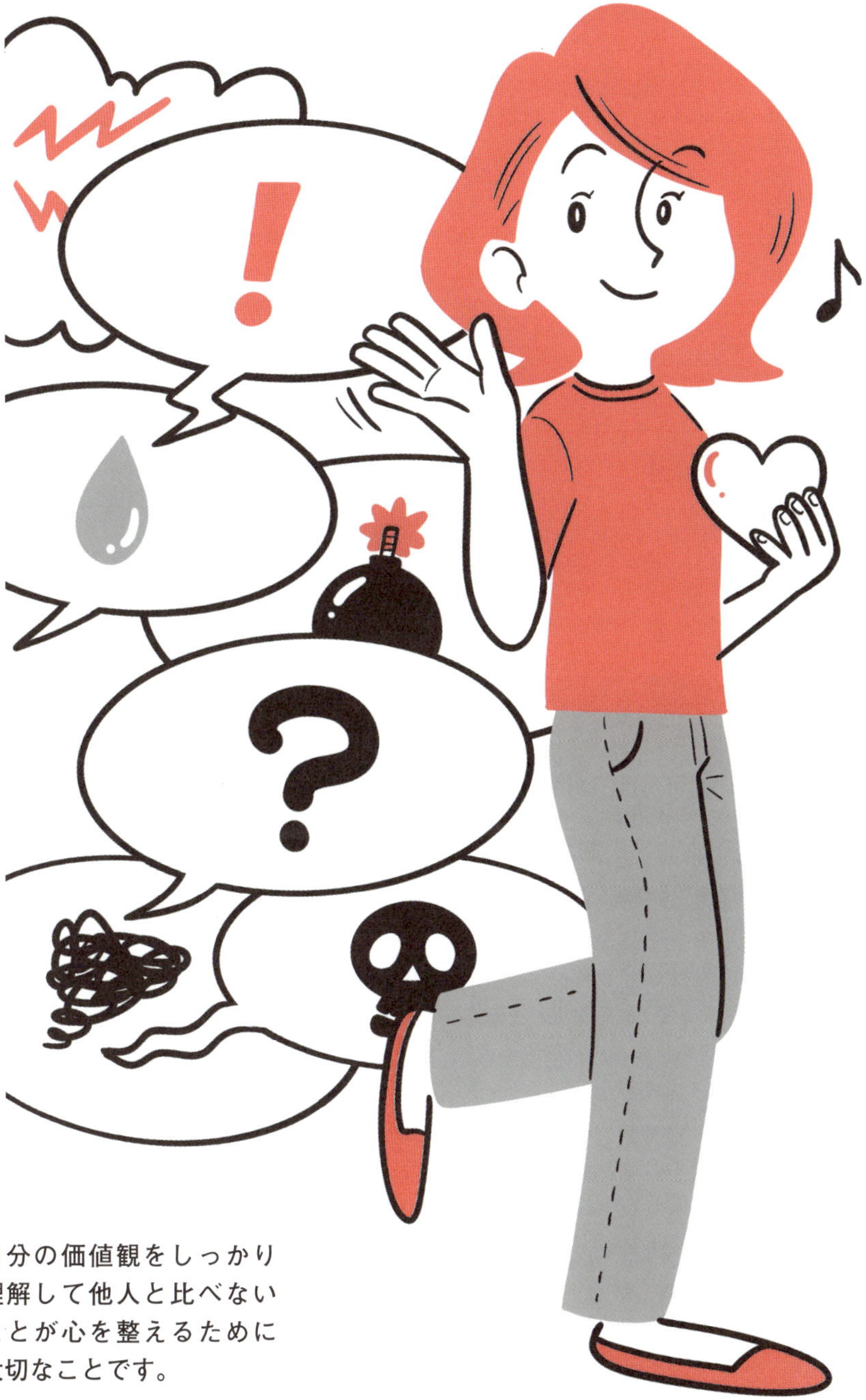

自分の価値観をしっかり
理解して他人と比べない
ことが心を整えるために
大切なことです。

人は本を読んだり勉強したりすれば知識を得られますが、自分の価値観や信念は、どこにも書いておらず、自分しか知りません。最後はやはり、自分自身に向き合うしかないのです。自分の心の声を聴いて、自分と繋がることは本当に大切です。社会と繋がることも大切ですが、まずは自分と繋がり、自分を知ることから始めましょう。

お釈迦様が残した言葉に「自灯明《じとうみょう》」という言葉があります。現代人は誰かの評価を求めがちですが、本来はそうではありません。仏教では、他人の評価を求めるのではなく、自分が良いと思えば、それが正しいのだと教えています。自己満足という言葉を聴くと、何か悪い意味に取られることがありますが、自分が「これがいい」「嬉しい」と感じれば、それで十分なのです。

SNSで「こんなおいしいものを食べた」と投稿しても「いいね」が少ないと、不安になってしまう方もいると思います。ですが、SNSで誰かの評価を待つような生き方ではなく、あなたが嬉しいと思う気持ちがあるなら、本当に素晴らしいことです。誰かの評価より、自分の喜びを大切にする。それが「自灯明」という生き方なのです。

そのためには自分の心の声を意識的に聴くことを習慣にして、自分の喜びを最優先にしても構いません。

心を整えるワーク①
TAKA散歩

前項では「あなたの心の声を聴いてみましょう」ということをお伝えしました。ですが、心の声をどうやって聴けば良いの？　と、そう思いますよね。

そこでここでは、誰でも気軽に自分の内なる声を聴くことができる、心のワークを紹介していきます。

そのワークは、名づけて「TAKA散歩」です。

普段の生活の中で私たちは、心よりも頭で考える機会の方が圧倒的に多くあります。

日本では特に、社会との繋がりを保つためには、自分の気持ちよりも、理性や一般常識で考えることも、幼い頃から擦り込まれてきているように感じます。そのため、心の声に耳を傾けられないことは、当然です。あなたが悪いわけではありません。

心の声を聴くことは練習をすれば誰でもできるようになります。その練習方法こそが、**「TAKA散歩」**です。

この「TAKA散歩」には、いくつかのルールがあります。外を歩くというのは普通の散歩と同じですが、この時に「頭で考える」ことを禁止しています。

これがなかなかに難しい……！

「よし、頭で考えないようにしよう」と、さっそく頭で考えてしまうことでしょう。

考えないようにするコツは、いつもの散歩コースとは違う場所を歩いてみることです。普段はまっすぐ歩くところを、今日は違う方向へ行ってみる。いつもは右に曲がるところを、今日は左に曲がってみる。

この時「どちらに行くべきか」などと思考の時間をつくってはいけません。分かれ道が来たら直観的に「こっち！」と思う方に進んでみてください。

理由は必要ありません。「そうか、お花が多いから右の道を選んだのか」と、後からなんとなく気付くくらいでOK。もちろん、何の感想も抱かなくても問題はありません。大切なのは、頭を空にして考えないことです。

さて、そうやって歩いていくと、普段見ていない景色が見えてくることでしょう。

すると、これまで感じていなかった感覚を感じ始めます。セミが鳴き始めたなとか、金木犀の香りがするなとか、体感しながら歩いていきます。

このように外側に意識が向けられることで、頭ではなく心で感じる瞬間が訪れます。

こういったことを繰り返していくことが、心の声を聴くことに繋がります。

「TAKA散歩」をすることで、頭で考えるのではなく心の声が聴こえてきます。そして習慣化することで普段から心の声が聴こえるようになってきます。

散歩の歩き方にも工夫があります。だらだら歩いてしまうと、どうしても考えてしまうので、歩くスピードを少し速めましょう。

ペースを上げることで、頭の中に余計な考えが出てこなくなります。少し息が上がるくらいでも構いません。「いち、に、いち、に」と、リズム良く歩いていきましょう。

散歩でリズム良く歩くと、姿勢が良くなるというとっても嬉しいプラス効果があります。実際に試してみてほしいのですが、ゆっくり歩こうとすると、姿勢が悪くなりがちです。

一方、早く歩こうとすると、それだけで自然と姿勢が整っていくのがわかるでしょう。

また、リズム良く呼吸をすることで、副交感神経が刺激され、リラックスしやすくなります。早く歩いて息が上がるのではなく、リズムに合わせて呼吸が深くなっていくのです。

呼吸が深くなると瞑想状態となり、心の声が聴こえやすくなります。

すなわち、歩きながら心の声を聴ける訓練にもなるわけです。

散歩の時間についてですが、普段運動をしない人がいきなり1時間も歩くのは大変です。最初は15分くらいから始め、慣れてきたら30分程度、最大でも1時間以内にしておきましょう。疲れすぎてしまわないよう注意してください。

この「TAKA散歩」を1日1回、ルーチンに組み込みましょう。散歩の時間帯は、できるだけ景色や周囲のものを楽しめるタイミングが好ましいです。

早朝や人が少ない時間帯、夕方などがおすすめですが、暑い時期、寒い時期は自分の心地良い時間帯を自分で選びましょう。また、真夜中は危ないですし、就寝前は筋肉の疲れを残すため避けた方が無難です。

完璧主義の方も多いと思いますが、毎日できなくても落ち込む必要はありません。

毎日やる自信がない方は、週に2〜3回を目標にしましょう。慣れてきたら、少しずつ増やしましょう。大切なのは継続すること。最初は目標を小さく設定し、「できた」という達成感を得ることが大切です。

散歩の際には、「スマホ」「財布」「水分」の三つをお忘れなく。

突然のできごとに対応できるようにしておきましょう。

繰り返しますが、「TAKA散歩」のコツは頭で考える時間を極力無くすこと。だらだ頭を空っぽにして自然を感じながら歩き続ければ、やがて心の声を聴くことに繋がっていきます。

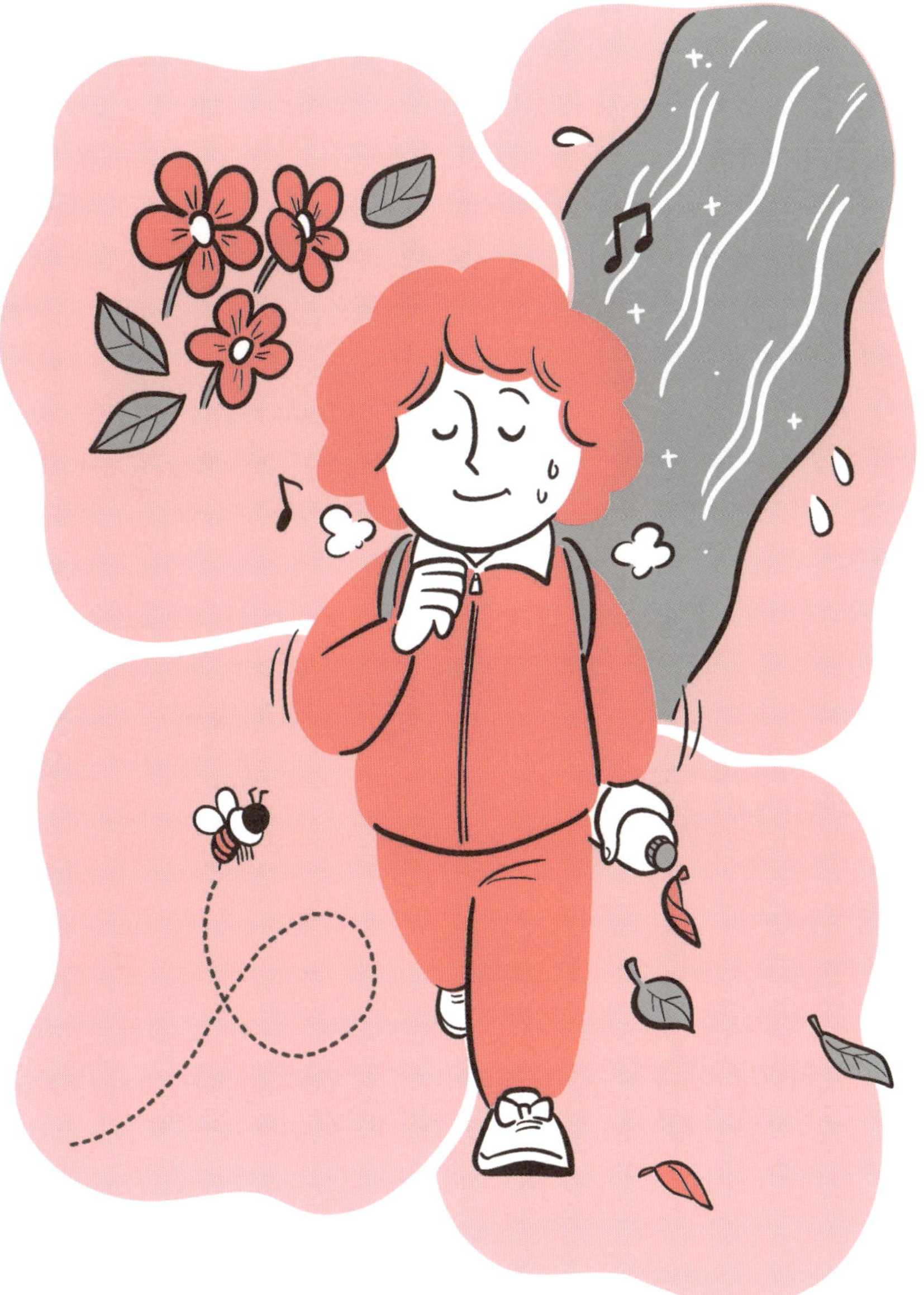

ら歩いていると、無駄に悩んでしまうことがあります。

頭で考えすぎている自分を感じたら早歩きをして、そして、リズミカルな呼吸で、心の声を聴く習慣をつけましょう。

「TAKA散歩」は、まるで禅のように無心で夢中になることができる作業です。禅というとお堂の座禅をイメージしがちですが、それだけではありません。掃除などに無心で打ち込むことも禅の一部なのです。

無心で歩けば、心が落ち着きますし、普段感じなかった「気付き」を得て、心地良さを感じる瞬間も訪れます。

パニックや不安で自分を苦しめることから解放されるためにも、この散歩を試してみてください。無理せず、自分のペースで楽しみましょう。

心を整えるワーク②
3つの魔法の質問

続きまして、2つめのワークを紹介します。こちらは前項の「TAKA散歩」に慣れてきた方向けです。「心の声が聴こえる気がする」と感じられるようになって、そのうえで余裕があるなら試してみていただければと思います。

このワークは、自分をより深く知るためのものです。これからする質問をできる限りリアルに想像して、答えてください。紙とペンを用意してください。

それでは、質問をします。

想像してみてください。今、あなたは病院で、医師から余命宣告をされました。

1・あなたの余命は残り5時間です。その時間で何をしたいですか？

2・あなたの余命は残り7日間です。その時間で何をしたいですか？

3・あなたの余命は残り3カ月です。その時間で何をしたいですか？

思いつくままに書いてみましょう。本当に大切なものが可視化されるはずです。

COLUMN

コラム

自分を大事にする

「病気」について、皆さんはどういう印象がありますか？　悪いもの、取り除かないといけないもの。そんな風に思う方もいらっしゃいますよね。

確かに命の危険に関わる病気はその通りで、正しい処置が必要です。ただ、私は息苦しさのような身体の不調や、病気さえもとらえ方によっては悪い面だけではないと思っています。

「息苦しい」という状態も、それを通してあなたの身体が何かを伝えようとしてくれているのかもしれません。

例えば、「今まで気付いてこなかった自分が本当に大切にしたいものを、大切にしなさい」と言っています。「息苦しい」と感じているあなたの人生は、このままで良いのか？　本当にこれで幸せなのか？　病気はそうやって問いかけてきます。

他人の評価や誰かの基準に振り回される人生に対して、身体が「本当は違うのでは？」

とあなたの心が問いかけているのだと、私は考えています。それが「息苦しい」というメッセージとして現れてきていると私は思うのです。

それに向き合わずに「息苦しい」という感覚を排除してしまうと、再び違う形でメッセージが出現することがあります。また息苦しくなるかもしれませんし、まったく別の何かかもしれません。いずれにせよ、自分と向き合い、価値観を見つめ直さない限り、メッセージは形を変えて何度でも現れてしまうのです。

では、何をすべきでしょうか？　自分を大切にしてください。誰かに評価されるために生きるのではなく、自分が喜ぶ人生を送ってください。そうしないと、また心も身体も不調になってしまいます。そう断言できる、私の過去のストーリーをお話しします。

当時、私は就職活動中の大学生でした。目の病気が出る3〜4年前のことです。

就職活動で追い求めるのは、大企業、安定、高給与。今思えば、それは自分の本当の望みというより、周囲の影響やメディアからの刷り込みだったように思います。

その選択が間違っていたとは思いません。実際、25歳で目の病気になった後も、会社に残る道はありました。病気を理由に簡単には解雇されませんし、別のポジションで働くこともできたでしょう。しかし、私はその道を選びませんでした。

自分を見つめ直してみると、たとえポジションを変えても、この会社に残ることで本当に幸せになれるのか疑問でした。

それまでの私は、東京農業大学を卒業し、政府系金融機関で営業として働き、農林水産業に携わる人々の夢の実現をサポートすることに喜びを感じていました。そこには確かな自分の価値基準がありました。

しかし、病気で営業ができなくなり、裏方の仕事に携わってみて、それが自分の価値基準と合わないことに気づきました。そこで、自分は何に喜びを感じるのかを考えた時、「目の前の人が喜んでくれること」が答えだと分かったのです。間接的な貢献も素晴らしいですし、そこに価値を見出す方々を尊重しますが、私自身は直接的な喜びを分かち合えることが何より嬉しいのです。

鍼灸の施術を通じて患者さんが良くなり、「ありがとう」「先生のおかげで人生が変わった」という言葉をいただくことは、この上ない喜びです。さらに、ＹｏｕＴｕｂｅでの発信やコメント、著書へのＡｍａｚｏｎレビュー、本をきっかけに来院してくださった方々の声など、様々な形で喜びの循環を実感できています。

この気付きに至るまでには、病気による休職期間中に、自分の心と向き合う時間を多く持ちました。ただ考え込むのではなく、誰かにアドバイスを求めたり、実際に行動してみたりしながら、自分が本当に望むことを探り続けました。

その結果、自分にとっての価値が明確になり、それに照らし合わせると、会社に残ることは選択肢から外れました。鍼灸師という今の道を選んで幸せを感じられているのは、自分の心の声にしっかりと耳を傾けたからだと思います。

もしかしたらあなたが今置かれている環境や状況に対して望んでいないことがあるかもしれません。家族やお子さんのためにがんばるのはとても素晴らしいことですが、あなたが何かを犠牲にして成り立っているかもしれません。その心の声をしっかり聴いてみましょう。あなたの本当の望みは何ですか？

誤解を恐れずに言えば、「誰のためにがんばっていますか？」。

あなたが幸せになるためにがんばっているのであれば、その行動をぜひ続けてください。

もしも「私は母親だからこうしなきゃいけない」など、誰かの価値基準でやっていることなら、一度、自分の心に問いかけてみましょう。

お子さんの幸せが自分の幸せだと感じるのは本当に素晴らしいことです。しかし、そこに自己犠牲があれば、心はあなたの身体に問いかけてくるかもしれません。本心から幸せだと感じるのであれば、それは理想的です。

今は自分軸が認められる時代です。一世代前なら、男性は稼いで家のことは何もせず、女性は早く結婚して子どもを育てることが美徳とされていたかもしれません。しかし、今は違います。自分軸で生きて良いのです。

「息苦しい」が伝えるメッセージに、あなたにも気付いてほしい。

危機が迫ってアラームが鳴っているのに、そのアラームの音だけを消しても、問題は解決しません。燃えている火を消しに行く時なのです。火を消すだけでなく、その火をつけた原因も取り除かなければなりません。

第　5　章

環境を整え
息苦しさを改善する

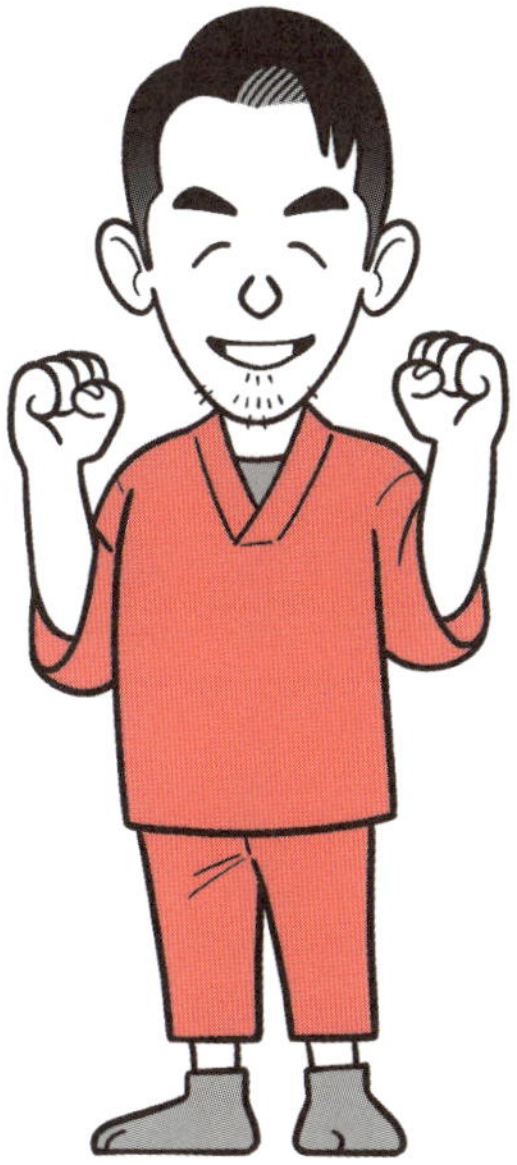

環境ってなに？

環境には大きく分けて、外の環境と内の環境があります。

外側の環境は、主に自然環境などを指します。家庭環境や職場環境、自分の部屋も外側の環境と言えるでしょう。それをさらに広げると、出来事という形で捉えることもできます。外側の環境には非物質的なものも含まれます。事故に遭ったり、自分を取り巻く状況が変化することも外側の環境。自分がコントロールできないものです。

一方、内側の環境とは何かというと、自分の体内で起きている変化を指します。何かが見える、聞こえる、匂う、感じるといったことです。心理学ではこれを「VAK」と呼びます。視覚＝Visual、聴覚＝Auditory、体感覚（嗅覚、味覚、触覚）＝Kinestheticの頭文字を取ったものです。

外側の環境と内側の環境は繋がっていると言えます。カフェで友達とおしゃべりしている自分を想像してみてください。目の前には友達が見えます。テーブルやアイスコーヒー

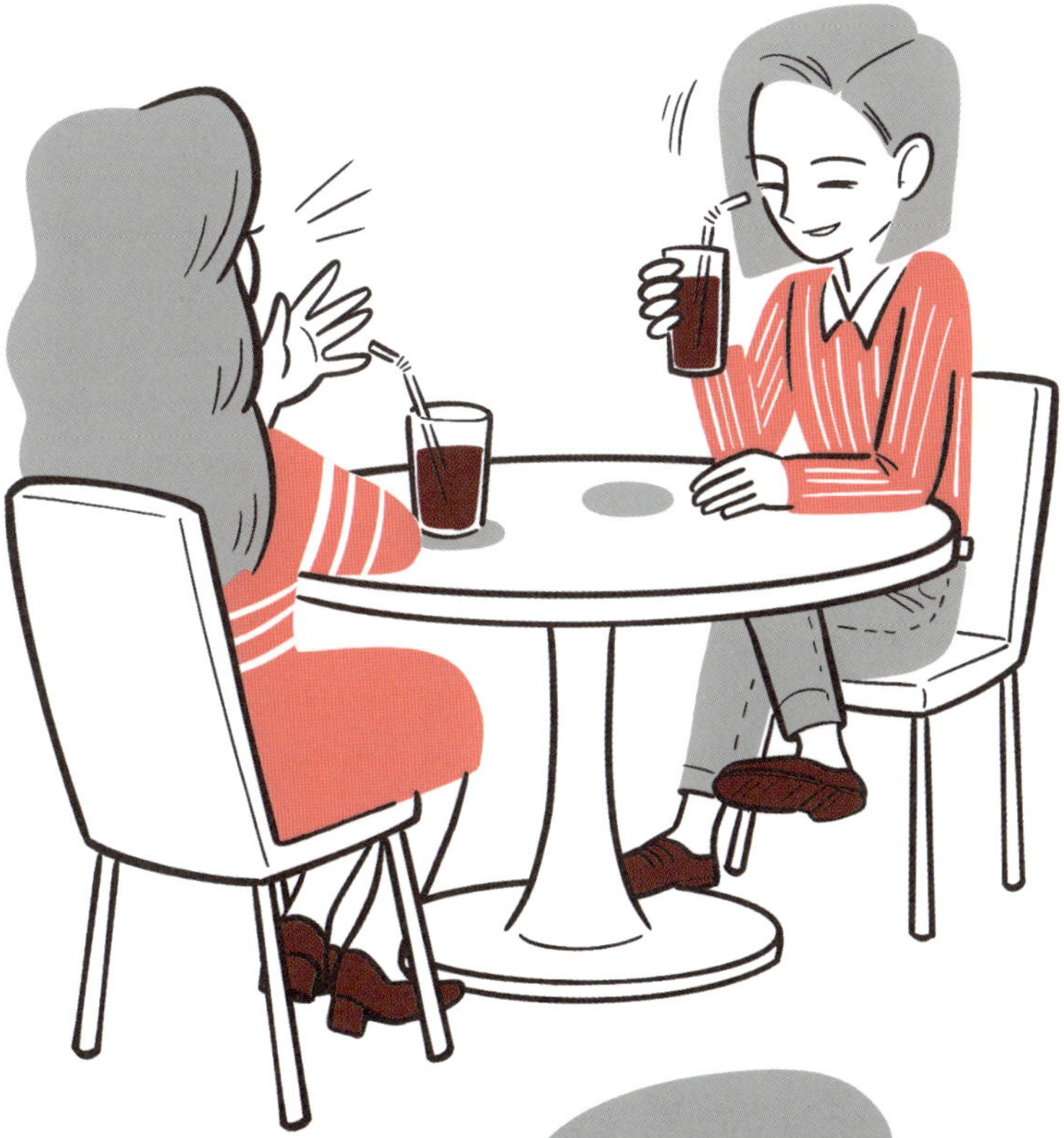

カフェでグラスに触れればその感触を感じ、アイスコーヒーを飲めば、味わいを感じる――。外部の環境が、内部の環境に変化をもたらします。

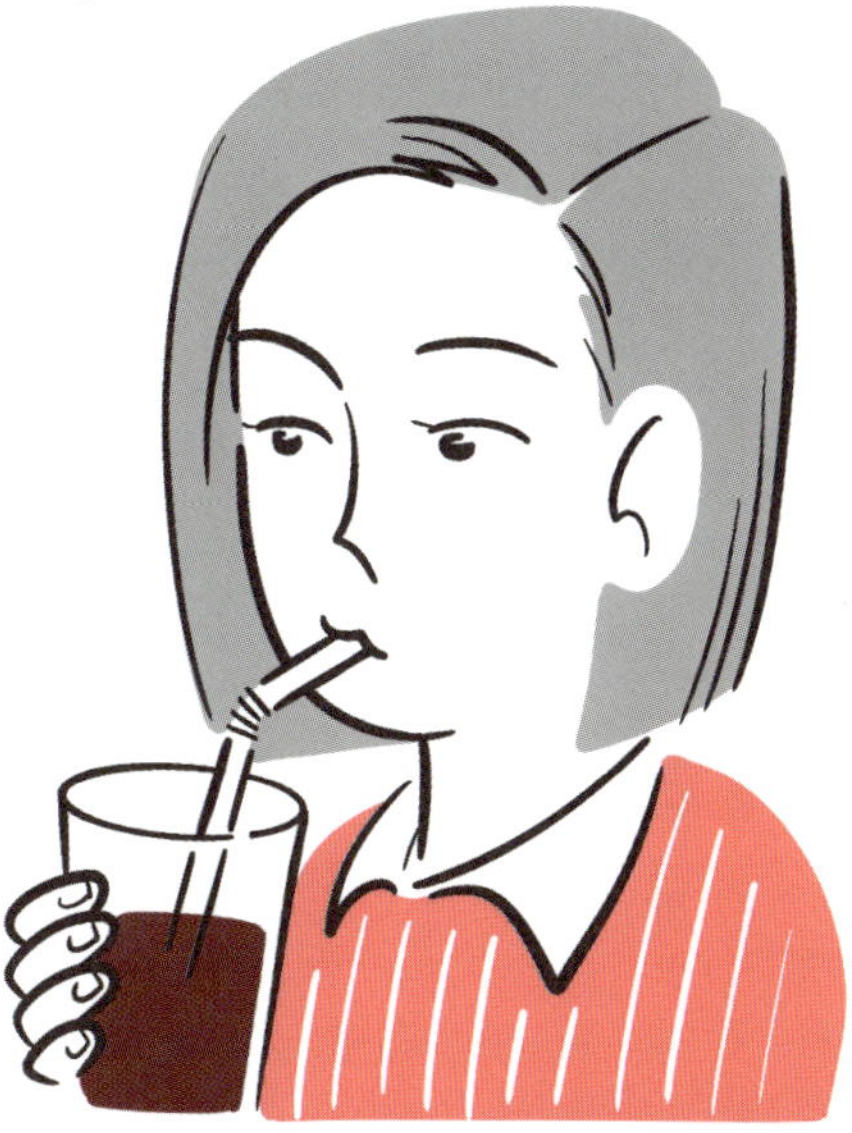

のグラスが見えます。グラスを触れば感触がありますよね。これは触覚を通じて、外側の環境を感じたということ。コーヒーを飲めば味わいも感じて、内側の環境に変化が生じます。コーヒーという外側の環境が、内側の環境に変化をもたらしたのです。このように、外の環境と内側の環境は繋がっていると言えるのです。

環境から息苦しさを感じることがあります。それは、外側の環境が内側の環境を通った時に悪い反応をすることで起こるのです。人がたくさんいる状況を思い浮かべてください。「人が多い」という外側の環境が自分の内側に入ってくる。そこに「何か嫌だ」という意味を付けた場合、ストレスを感じることがあります。満員電車もその一例です。満員電車自体はただの状況ですが、「嫌だな」と思えば、自分の中にストレスが生じます。先述したように、身体、心、環境はエネルギーで繋がっています。外側の出来事に意味を付けた瞬間、身体や心にもエネルギーが伝わるのです。

「嫌だ」と思った時、心はゾワゾワしたり、不安を感じたり、身体は苦しく感じたりします。外側に意味を付けたことで、内側に変化が起き、感情や心、身体にも悪い影響が出るのです。

逆に、良い意味を付けた場合は幸せを感じ、心も身体もリラックスして楽になります。良い意味付けから良い変化が生まれるのです。

今すぐ取り組めそうな環境から整えよう

環境を整えるのは難しいものです。満員電車の乗客全員に「降りてください」と言うわけにはいきませんし、職場の嫌な上司を変えることもできません。

しかし、変えられる環境もあります。例えば、自分の住んでいる部屋。間取りを工夫したり、散らかった部屋を片付けたりすることはできますよね。

生活環境についても、生活習慣を変えることは可能です。食事や睡眠、入浴といった習慣も、自分次第で改善できます。まずは、こうした身近なところから変えてみましょう。

いきなり嫌な仕事を辞めて、新しい仕事を探すという大きな変化を目指すのではなく、まずは取り組みやすい小さな変化から始めてみてください。小さな変化を積み重ねることで、良いエネルギーの循環を生み出すことができます。徐々に環境が整ってきたら、少しずつ大きな変化にも挑戦できるでしょう。

何か大きな変化を起こすのは、第4章のワークを行っている自分の価値基準を理解し、それに従って行動できるようになってからが鉄則です。変化の度合が大きければ大きいほど、決断は慎重に行うべきです。

では、自分の価値基準が確立されたかどうかを、どのように判断すれば良いのか。それは、「自分の心が日々満たされていると感じられるかどうか」が判断材料になります。

自分の価値基準を優先して生活していると、ある時から他人の声がまるで気にならなくなり、他者と自分を比べることもなくなります。「自分の価値観で人生を歩めるようになったな」と確信が持てたら、大きな決断を下すタイミングです。

例えば、転職について悩んでいる場合、最初は他人と年収や会社のネームバリューを比較してしまうかもしれません。しかし、自分の価値基準が確立されている人は、行動する理由も明確です。「自分が●●という感情が得たいから、■■する」という、至ってシンプルな流れでしょう。転職するにしろ、今の会社にとどまるにしろ、迷わずに選択し、そしてその選択に後悔がありません。

私は今、フランスで鍼治療をすることに挑戦しています。かつてこの地を旅行で訪れた際、「この場所で活躍できたら心が踊る」とワクワクしたのが、第一歩でした。

その時すぐに実現することはできませんでしたが、日本で経験を積み、実績を重ねたこ職場を変えるなど、大きく環境を変えるのは難しいですが、お部屋の掃除、模様替え、起床時間を変える、食生活を変えるなどは、比較的簡単にできる環境を変える方法です。

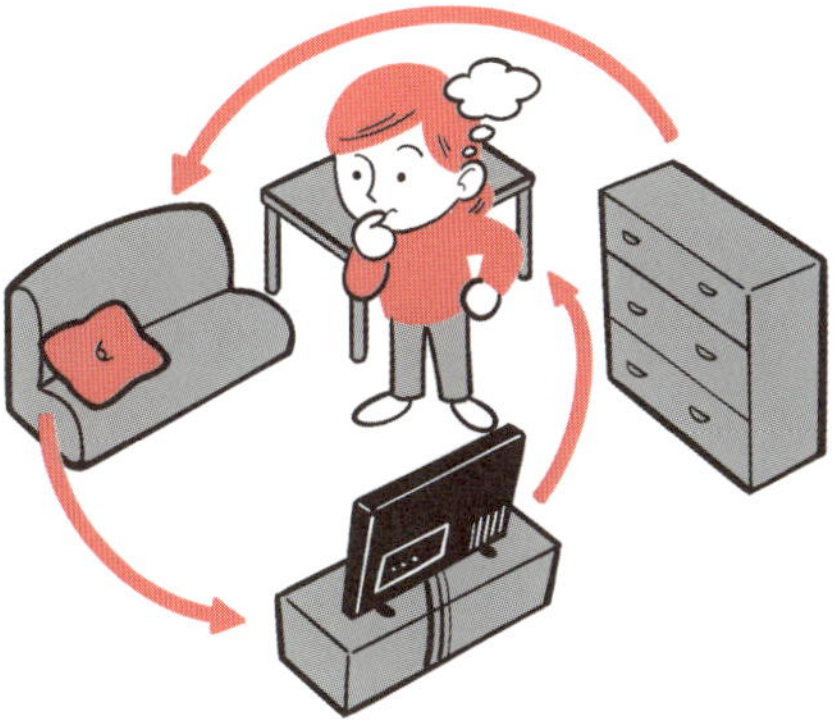

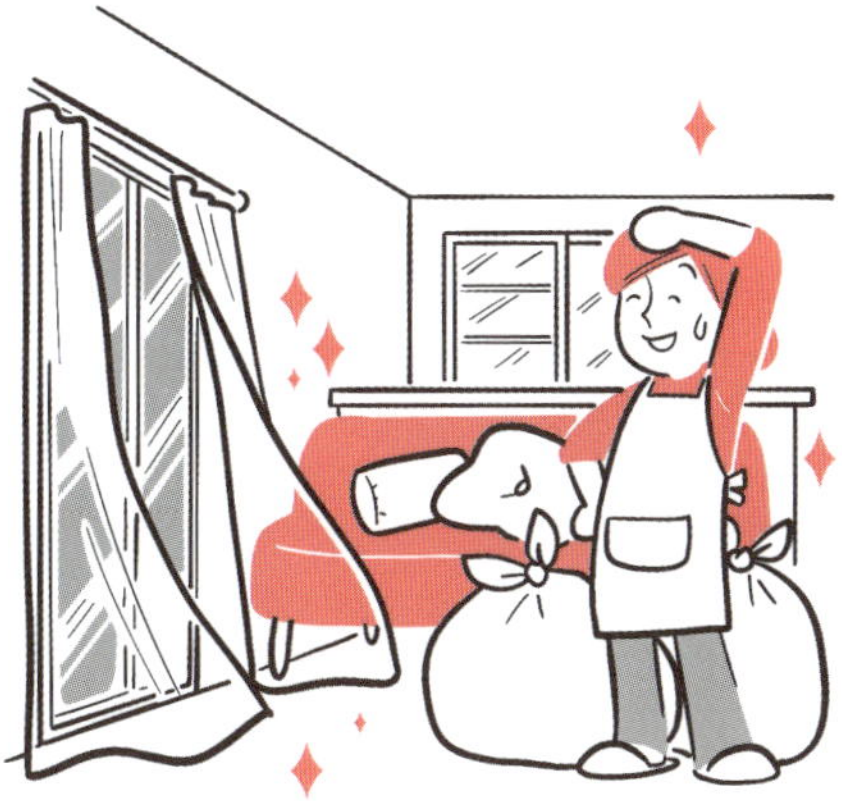

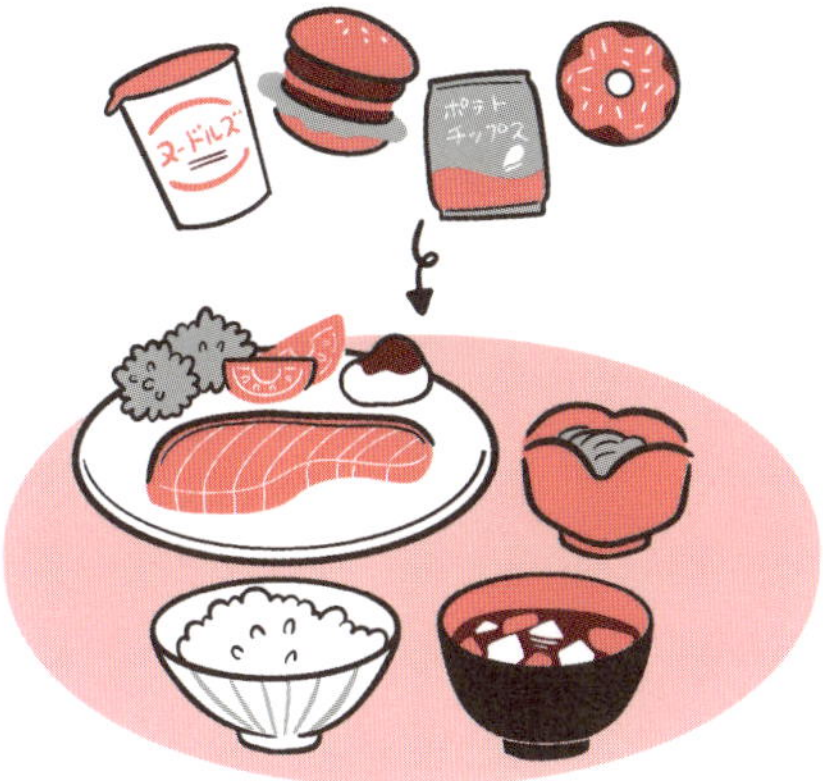

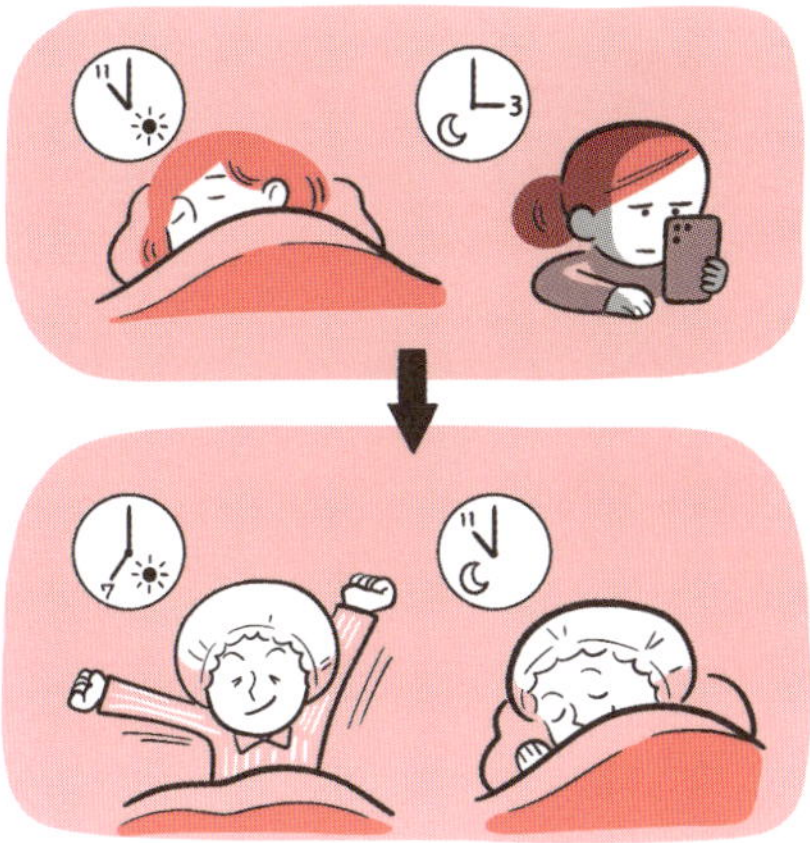

とで「今ならできる」と確信を抱き、移住を決断したのです。小さなことから変えていくことで、少しずつ状況が改善したひとつの例と言えるでしょう。

転職に悩んでいる時も、まずは現状の仕事をどうするかを考えてみましょう。変えなくても大丈夫だと思えば、そのまま続けることで自信を持てるかもしれません。心と身体が準備できた時に、行動に移せるようになります。

繰り返しますが、大きな決断をスパっと下せるのは、小さな変化を積み重ねたからです。小さな変化を積み重ねたいなら、自分のデスクを片づけることから始めるのも良いかもしれません。少しずつ環境が変化して、いつしか大きな変化を受け入れられるようになるはずです。

TAKA先生おすすめの整え方

心の声を聴き、大きな環境の変化を起こすには、小さな環境の変化の積み重ねが大切です。そのための第一歩として、私は掃除を推奨しています。

おすすめの場所は、仕事のデスク周りや寝室、リビングなど。普段自分が最も多く時間を過ごしている空間が、やはり与える影響が大きいです。料理が好きな方はキッチンでも構いません。

散らかった空間に身を置くと、頭も心も散らかって感情は乱れ、怒らなくて良いところで怒ってしまったり、身体的にも窮屈さを感じてしまい、息苦しさにつながるかもしれません。まずは身近なところから片付けていきましょう。

そこから整理整頓、断捨離と進むことで、自分の価値基準に合った必要なもの、不要なものが見えてきます。価値基準がしっかりすれば、より大きな挑戦ができるはずです。

さらに良くなりたい方へ

整理整頓と掃除について、ひとつ補足します。自分がいつもいる環境の一角にぜひお気に入りのスペースを作り、ラッキーアイテムを飾ってみてください。

ラッキーアイテムとは何も星占いのラッキーアイテムを飾るということではありませ

ん。あなたが見ているだけでテンションが上がるものです。この時、必ず自分の価値基準で選んでくださいね。

家族が大事だと思ったら家族の写真、猫が好きなら、猫の置物を堂々と飾れば良いのです。きれいに整理された空間の一角にそういったアイテムがあることで、一日を良いスタートで迎えられるし、視界に入るたびに良いエネルギーが心と身体に循環します。一日の終わりに感謝の気持ちを持って振り返ることもできます。

また、「自分の価値基準を大切にして生きる」という考えを支える意味でも、それを表すアイテムを身近に置いておくのは有効です。

ただし、大前提として、最初にすべきは掃除。そして不要なものを捨てることから始めてください。

多くの人は「何をすれば良いか」という足し算を考えがちです。「何を買えば良い？」「何を食べれば健康になる？」、「どのセルフケアをすれば良い？」といった質問を多くいただきますが、まずは引き算です。間違った生活習慣をやめる、良いものを食べるのではなくまずは悪いものを食べないようにする、といった引き算から始めてください。

掃除や整理整頓も引き算です。それを終えた後に初めて、足し算を考えます。その時に何を足すかと言えば、自分が好きなものを足せば良いのです。

生活習慣を整えることについては、1冊目と2冊目の書籍で多く触れましたので、ここでは繰り返しません。気になる方はこれまでの書籍をもう一度ご覧いただくか、YouTubeでは生活習慣に関する動画を多く発信しているのでそちらをご覧ください。

自分の生活を見直す方法を簡単に紹介しておきますね。

まず、あなたが毎日やっている行動と、それに費やしている時間を紙に書きだします。

次に「この行動は無駄」と思う時間を減らします。どれが無駄かわからないなら、スマホの時間を1～2時間削ると良いでしょう。

その減らした時間をどうするか？　おすすめは睡眠時間に加えることです。

睡眠時間は7時間半から9時間が理想的だとされています。90分のサイクルが5回あると、成長ホルモンがしっかり分泌され、身体が回復します。翌朝はスッキリと目覚めることができて、日中のパフォーマンスも改善されます。睡眠の改善は健康のみならず、人生を豊かにすることに繋がるのです。

Conclusion

おわりに

人生には、どうしても避けられない出来事や変えられない人間関係などが存在しますよね。この地球に住んでいることさえ、極論すれば変えられないわけです。

コントロールできない事柄も多々あります。突然電車が止まったり、ある日突然嫌な上司が現れたりなど、自分ではどうしようもありません。それらを変えよう、操作しようとするのは無駄なことですし、心も身体も疲弊しきってしまいます。

ですが、そうしたくなる気持ちも理解できます。他でもない私自身も、自分ではどうにもならないことを何とかしようとあがいた経験があります。

私は自身の人生を振り返った時に「生きてきて最悪の出来事は目の病気だ」と思っていた時期が、確かにありました。

目の病気さえなければ、自分の人生はこんな行き止まりにぶち当たることはなかった。

そう思っていたあの頃の私は、「目の病気が治れば良いのに」と、そればかり追い求めていました。言い換えるなら、「目の病気を治そうとこだわり続けている状態」です。私の1冊目の本に出てくる「こだわり」と同じ意味合いですね。病気を治そうとこだわり続け、その答えを追い求めて……しかし、答えは見つかりませんでした。

その時、ある考えが芽生え始めていました。

「変えよう、変えよう」ではなく、こだわりを一度捨ててみたらどうだろう。病気を受け入れる。そして「病気がある状態でも、何かできることはないか」と、前向きに考え始めていたのです。

鍼灸を試した時もそうでした。「治るに決まってる」ではなく「少し楽になるかも」程度でやってみたら、意外と効果が出ました。すると鍼灸に興味が出てきて、視覚障害者がやっている仕事なら、自分もやれるのではないかと、心を切り替えることができたのです。

これは本書でも伝えてきた「まずやれることを大切にする」という考え方ですね。自分ができることに目を向けた結果、次々と道が開けてきて、新たな目標も見えてきました。目の病気を治すことにこだわっていた頃には、思いもしなかった人生です。

旅行でフランスのニースを訪れた時も、いつかここで暮らせたら良いなとぼんやり考える程度でした。それが今は実際にフランスで鍼治療をやっています。

鍼灸に出会えたおかげで人生が大きく変わり、たくさんの素晴らしい方々と巡り会いました。患者様や母や兄といった家族にも恵まれ、私の目の障害を支えてくれる妻とも巡り会うことができました。日本の鍼灸院を支えてくれる優秀なスタッフとも出会えました。また、私の大切な鍼灸技術の恩師・栗原誠先生（一般社団法人整動協会代表）とも巡り会えました。本当に感謝しかありません。その全ては目の病気から始まったことです。

当初はそれを悪い出来事だと思っていたものが、自分の人生を形作る重要な出来事になるとは、かつては思いもしませんでした。

私の人生に大きな変化が生まれたのは、病気にこだわり続けていた自分を捨て、今できることに目を向け、身体を大切にすることを始めたからです。おかげで日々の身体の変化にも気付くようになり、心の変化を感じたりしました。

自分の価値観をきちんと理解できるようになると、かつては嫌でたまらなかった出来事や事柄が、悪いものでもなかったのだとよくわかるようになりました。

そのおかげで、心から感謝の気持ちを抱けるようになったのです。

今、この本を読んでいる方の中には、苦しんでいる方も多いでしょう。その苦しみを解決したいと思うかもしれませんが、そのこだわりを少し捨てて、今できることに注力してほしいのです。

その結果、心の声を聴くことができるようになり、やがてあなたもその幸せを実感できる日が来るでしょう。

あなたを苦しめている環境や状況さえも、最終的にはあなたを幸せに導くための出来事になり、そのことに感謝できる日が来ると信じています。

ここまで読んでいただいた皆さんの苦しみが安心に変わり、喜びが生まれることを願って、本書を締めくくりたいと思います。

世の中には先人の残した名著がたくさんありますが、その本質の多くは同じであると思っています。

「まずできることをやろう」「継続しよう」「自分を知ろう」

それが真理であることを、私は病気を通じて体験しました。

同じように苦しんでいるあなたにも、その時が来たのだと思います。

さあ、小さなことから実践してみましょう。

2025年3月

小塚高文

小塚 高文（こづか たかふみ）鍼灸 TAKA 院長　鍼灸師・按摩指圧マッサージ師
月間 600 人が訪れる予約が取れない人気鍼灸院を経営。めまいなどの自律神経症状・パニック障害・不安を専門に扱う。Google 口コミ 100 件以上。現在は南仏ニースにて２店舗目の鍼灸院を開業し、現地フランスでも日本の鍼技術が評価されている。
1988 年愛知県名古屋市生まれ、愛知県立千種高校卒。東京農業大学農学科卒業後、政府系金融機関・日本政策金融公庫に就職するも、25 歳の時に 10 万人に１人の難病指定錐体ジストロフィーを両目に発症し失職。治療法がない中、偶然出会った鍼灸治療により希望を取り戻す。この経験から、自身の難病のように、病院では『治療法がない』、もしくは『原因不明』や『異常なし』と言われ、途方に暮れている方の力になりたいと思い、治療家の道を志す。
多くの患者さんを施術する中で、不安障害やパニック障害の方の共通点が『こだわり』と『呼吸』だと気付き、根本解決できる治療が可能に。10 年以上パニック障害で苦しんでいた方は３か月で改善、病院で治療困難と言われた方は１か月で改善、また薬漬けの方が１か月で脱薬に成功するなど、短期間で絶対的な効果が出たと喜びの声が多数寄せられている。
自身の YouTube チャンネルにて、めまい・パニック障害の人向けにセルフケアや、日常生活に関するアドバイスも積極的に行う。国境を越えて治療に取り組み、治療法がなく絶望の渦中にいる世界中の方々に、「なんとかなる！」という希望を与えることをミッションとする。
著書に『パニックくんと不安くん』『ふわふわめまいを自分で治す本』（共に自由国民社）がある。

鍼灸TAKA
https://www.shinkyu-taka.jp/
自律神経整えチャンネル　鍼灸TAKA
https://youtube.com/channel/UCxtzNoilgYss7SFyX2lY-Bw

HP　　YouTube

Special Thanks to:　編集協力＝開発社／小塚 淳美
本文イラストレーション＝小林 麻美　　本文デザイン＝片岡 圭子

「息苦《いきぐる》しい」を自《じ》分《ぶん》で治《なお》す本《ほん》

2025 年（令和７年）５月 11 日　初版第１刷発行

著　者　小塚 高文
発行者　竹内 尚志
発行所　株式会社自由国民社　東京都豊島区高田 3-10-11 〒 171-0033
　　　　電話 03-6233-0781（代表）
造　本　ＪＫ
印刷所　新灯印刷株式会社
製本所　新風製本株式会社